JESÚS ANTONIO ALMEIDA MÉNDEZ
JANETH ALICIA CITALAN AGUILAR
GERARDO BECERRA VICTORIO

INTERPRETACION DE ANALISIS CLINICOS

JESÚS ANTONIO ALMEIDA MÉNDEZ
JANETH ALICIA CITALAN AGUILAR
GERARDO BECERRA VICTORIO

INTERPRETACION DE ANALISIS CLINICOS

PARA PROFESIONALES DE LA SALUD

Editorial Académica Española

Imprint
Any brand names and product names mentioned in this book are subject to trademark, brand or patent protection and are trademarks or registered trademarks of their respective holders. The use of brand names, product names, common names, trade names, product descriptions etc. even without a particular marking in this work is in no way to be construed to mean that such names may be regarded as unrestricted in respect of trademark and brand protection legislation and could thus be used by anyone.

Cover image: www.ingimage.com

Publisher:
Editorial Académica Española
is a trademark of
Dodo Books Indian Ocean Ltd. and OmniScriptum S.R.L Publishing group
Str. Armeneasca 28/1, office 1, Chisinau-2012, Republic of Moldova, Europe
Printed at: see last page
ISBN: 978-620-2-24118-2

"INTERPRETACION DE ANALISIS CLINICOS"

QUIMICO FARMACEUTICO BIOLOGICO

M. EN C. JESUS ANTONIO ALMEIDA MENDEZ

"Dedicado a los estudiantes de la carrera de químico farmacéutico biológico porque conocemos el difícil camino hacia el saber, esperando que este trabajo sea útil y deseando ser mejores cada día".

En esta Antología se ofrecen lecturas que le ayudarán a complementar de manera más detallada lo necesario para conocer lo básico de los análisis clínicos especializados. Recuerde que es importante que usted se familiarice poco a poco con palabras o términos un tanto complejos que son propios del lenguaje especializado.

Las lecturas se encuentran organizadas de acuerdo con el orden en que aparecen en el temario de la asignatura y recomendamos comentar los textos con la persona que le asesora para que usted pueda expresar sus opiniones y dudas sobre la lectura.

Esperamos que la lectura de esta Antología te sea de utilidad y que le motive para continuar enriqueciendo tus conocimientos.

PRÓLOGO

Los análisis clínicos son una parte esencial para el diagnóstico, tratamiento, prevención e investigación de las enfermedades. Los laboratorios de análisis clínicos desarrollan funciones específicas como: la toma de muestras, su identificación, transporte, almacenamiento, proceso analítico y el informe de resultados. También debe incluir asesoría preanalítica y consultoría postanalítica, de tal forma que se asegure que la información suministrada por el laboratorio sea clínicamente útil.

UNIDAD 1

1. Definición

Hoy en día, se considera que la Química Clínica comprende una actividad analítica central, concerniente a la composición química de materiales y elementos biológicos, como: sangre, orina, células, tejidos, órganos, secreciones, excreciones, etc., necesaria para el diagnóstico, pronóstico, tratamiento, control de tratamiento e investigaciones relacionadas con la enfermedad. Por tanto, podemos decir que es una parte esencial de la Medicina, considerándose como una extensión de la exploración física, por lo que es un apoyo fundamental para el profesional de la salud (médico, odontólogo, psicólogo).

Cuando una única prueba individual no es suficiente para evaluar una enfermedad se puede utilizar una combinación de varias pruebas. El patrón de resultados de la combinación de pruebas puede ofrecer una mejor visión sobre el estado del paciente que el resultado de cualquier prueba individual. Estas pruebas, realizadas con la misma muestra, se suelen solicitar en grupo en lo que se denomina **perfil o panel**

2. Diseño de perfiles

Hematología:

- BHC, Plaquetas, Reticulocitos
- Grupo y Rh
- Velocidad de sedimentación globular
- Coombs directo

Pruebas de Coagulación:

- Tiempo de protrombina TP
- Tiempo de tromboplastina parcial TTP

Bioquímica:

- Química sanguínea parcial y completa
- Glucosa, Urea, Bun, Creatinina
- Colesterol y Ácido úrico

- Pruebas de Funcionamiento Hepático:
- (BT, BD, BI, ALT, AST, Fosfatasa Alcalina)
- Proteínas Totales:
- (Albúmina y Globulina)
- Amilasa
- Electrolitos séricos: (Na, K, Cl, Ca, P, Mg)
- Cinética de Hierro
- Hemoglobina glicosilada
- Glucosa postprandial
- Curva de tolerancia a la glucosa

Perfil de Lípidos Completo:

- Colesterol, Triglicéridos
- Colesterol de alta densidad HDL
- Colesterol de baja densidad LDL
- Riesgo coronario
- Triglicéridos

Perfiles Hormonales:

- Perfil Tiroideo
- Perfil Ginecológico
- Testosterona

Inmunología:

- VIH
- VDRL
- AgsHB
- HVC
- Rx. Febriles
- Proteína C Reactiva
- Factor Reumatoide

- Antiestreptolisinas
- Toxoplasma
- Fracción Beta de HGC
- Células L.E.
- Coombs indirecto
- Coombs directo

Marcadores Tumorales:

- APE, CAE, AFP,
- CA 125, CA15-3, CA19-9

2.1 Características

Hemograma: El hemograma consiste en un conteo de los elementos celulares de la sangre como son las células rojas, blancas y plaquetas. Este análisis incluye los índices o sea el contenido de hemoglobina de la célula roja, diámetro de las células. El diferencial o el porcentaje de cada tipo de células blancas se refiere a las diferentes células blancas que se encuentran normalmente en la sangre expresado en porcentaje del total de células blancas.

Urinálisis: Unos cuantos mililitros de este desecho humano, pueden ser la clave para detectar un problema de salud relacionado con el sistema urinario: una infección, diabetes, pobre funcionamiento de los riñones, cálculos o el primer indicio de una malignidad. Los instrumentos pueden detectar azúcar, proteínas, acetona, presencia de glóbulos blancos y sangre en la orina. El estudio microscópico complementa el informe químico enumerando la presencia de células, cristales, cilindros o bacterias.

Coproparasitoscópico: Este sencillo examen puede determinar si la causa de la diarrea se debe a parásitos, amebas o entero patógenos (salmonella, shigellas o campylobacter). Otros exámenes más específicos, como cultivos (coprocultivos) pueden complementar este hallazgo para un tratamiento adecuado.

Perfil Renal: Urea es el producto final del metabolismo de la proteína. La cantidad de urea excretada varia directamente con la ingesta de proteínas. El nitrógeno de urea (BUN) que se mide en la sangre es un índice de la función de producción y eliminación de urea de los glomérulos de los riñones. Niveles de BUN mayores a 18mg/dl es evidencia de un problema de función renal.

Perfil Hepático: La bilirrubina resulta de la desintegración de la hemoglobina en las células rojas, resultado de la destrucción de las células rojas que normalmente son eliminadas por el hígado.

Perfil Tiroideo: Las pruebas de laboratorio para evaluar la función de las glándulas tiroides o para confirmar o excluir el hipertiroidismo son T4 total, T4 libre, T3 y TSH. Para detectar el hipotiroidismo son el T4 total, T4 libre y TSH.

Química sanguínea: Glucosa, electrolitos (sodio, potasio, cloro y dióxido de carbono. La glicemia es una prueba sencilla, económica, y conocer sus niveles nos ayuda a mantenernos vigilantes de nuestra salud. El ayuno de 9 a 12 horas es recomendable para hacer una buena evaluación tanto de la glucosa como de las pruebas para el perfil lipídico

2.2 Evaluación de pruebas

Hemograma: El valor principal, valor de este análisis, nos permite dar una información general del organismo, prognosis, respuesta a tratamiento y recuperación. El número total de células blancas es una guía útil para conocer la severidad del proceso de la enfermedad. Un número elevado de células blancas puede ser la respuesta del organismo para defenderse de una infección, o en otros casos patológicos, el aumento de células anormales o inmaduras de células blancas puede ser el caso de leucemia o cáncer en la sangre. El número total de células rojas es una medida importante para la evaluación de anemias.

Urinálisis: Se sospecha una infección urinaria cuando se nota la presencia de glóbulos blancos, nitritos y bacterias. Un Urinálisis normal en su análisis químico tiene valores negativos, y en el informe microscópico pocos elementos celulares.

Coproparasitoscópico: Las heces normales no tienen parásitos o sangre oculta.

Perfil renal: Una prueba más sensible y específica para evaluar enfermedades renales es la creatinina. En problemas renales crónicos ambas pruebas brindan al médico mayor información. Los valores normales para adultos son de 0.6-1.5 mg/dl. El ácido úrico es el examen más común para evaluar la falla renal. Valores normales 3.5-7.2 (varón).

Perfil hepático: Es normal encontrar niveles hasta de 1.3 mg/dl de bilirrubina total en la sangre, pero un aumento de este nivel ocurre cuando hay destrucción excesiva de células rojas o cuando el hígado no puede excretar la cantidad normal producida. Niveles elevados de bilirrubina acompañada de ictericia (coloración amarilla de la piel) pueden ser debido a una obstrucción, hemólisis o problema hepático.

Perfil tiroideo: Cuando un paciente presenta síntomas propios de hipotiroidismo o hipertiroidismo debidos a alguna condición que afecta la glándula tiroides el especialista en Endocrinología puede indicarle que le realicen un perfil tiroideo.

Química sanguínea: El nivel de glucosa puede revelar una de las enfermedades más frecuentes en nuestro país: la diabetes. El tener elevada la "azúcar" en la sangre sin el control adecuado, puede dar inicio a una cadena de otros trastornos fatales a nuestro cuerpo como lo son las enfermedades del corazón y riñones, Los valores normales para glucosa en ayuna son de 70-110mg/dl.

El reporte de resultados constituye la carta de presentación del laboratorio ante el cliente final, el médico o el paciente, razón por la cual es de suma importancia su correcta elaboración y contenido. Para ello podemos descomponer el reporte en tres grandes apartados.

3.1 Diseño de formatos

Encabezado:

- Identificación del laboratorio: De manera obligatoria el nombre del laboratorio, usualmente se acompaña con los datos fiscales y regulatorios (si existen), así como la dirección y logotipo. Suele acompañarse con datos de contacto como teléfono, correo electrónico, sitio web, redes sociales, entre otros. Aunque la información de contacto, así como el nombre del laboratorio también puede ubicarse en la parte inferior o pié de página.

Cuerpo del reporte:

- Identificación del paciente: Nombre, apellidos, documento de identidad, edad y sexo, como mínimo. Semana de gestación si esta embarazada, así como cualquier otro factor que tenga repercusión en el resultado y su intervalo de referencia biológico o valores críticos (niveles de decisión).

- En muchos laboratorios se incluye el número del paciente, número de orden, código de paciente/muestra, entre otros términos, el cual constituye el identificador único del paciente y análisis realizados. Este código es útil ya que permite identificar inequívocamente al reporte de resultados que corresponde a un determinado paciente y grupo de análisis realizados en un momento dado, razón por la cual debería ser obligatorio.

- Momento: La fecha de emisión del reporte es obligatoria (año, mes, día). Algunos incluyen la hora de emisión (hora, minutos), así como la fecha en que fue extraída la muestra.

- Resultados: Análisis realizado, la magnitud del resultado y sus unidades. Además del intervalo de referencia biológico o valores críticos, ajustados a las variables del individuo (edad, sexo u otro).

Se recomienda incluir el procedimiento de medida empleado para realizar el análisis, debido a que puede influir de manera significativa en los resultados, así como en el intervalo de referencia biológico (que debe ser concordante con el procedimiento de medida).

Observaciones/comentarios.

- Espacio para incluir cualquier información adicional relevante para la interpretación por parte del médico. Por ejemplo, notificar sobre extracciones difíciles en pacientes críticos que pueden afectar el resultado, así como procedimientos de validación accesorios que resultan relevantes.

Responsable.

- Nombre, apellido, datos regulatorios (número de registro ante ministerio de salud, ente gremial o cualquiera otra que sea la exigencia) y la firma.

Pie de página.

- Muchos emplean este espacio para indicar la dirección y datos de contacto del laboratorio. Algunos softwares emplean este espacio para promocionarse.

3.2 Especificación para toma de muestra

Para el éxito de la atención del paciente es esencial la comunicación entre todo el equipo de salud. El médico solicitará un estudio microbiológico con una orientación clara de acuerdo con la situación clínica del paciente. El personal de enfermería y laboratorio microbiológico requiere conocimientos e información precisa para realizar el procedimiento en condiciones óptimas; y el personal encargado del transporte debe estar capacitado adecuadamente para mantener la muestra en términos de tiempo y características hasta su entrega al área de análisis. Todo el personal debe ser consciente de la importancia de sus actividades, para contribuir a los objetivos de calidad.

Instrucciones Generales de Química Sanguínea, Hormonas, Serología, Inmunología:

- Para la muestra de sangre, debe presentarse en ayunas, evitando modificar la forma de vida cotidiana, esto garantizara resultados reales.

- No realizar esfuerzo físico 24 horas antes del examen.

- El ayuno recomendado es un periodo de 12 a 14 horas del día antes de la cita. NO Ingerir bebidas alcohólicas o fumar, preferiblemente dos días antes de la toma de la muestra.

- Para el examen de Prolactina es recomendable realizarse 3 horas después de despertarse en la mañana.

Esputo inducido:

Fuente de la muestra: Esputo

Cuidados y recomendaciones:

• Instruir al paciente para realizar cepillado de dientes y lavado de lengua solo con agua.

• Realizar nebulización con solución salina normal.

• Para pacientes pediátricos incapaces de producir un esputo, la terapeuta respiratoria debe obtener la muestra a través de succión.

Técnica de recolección:

Instruir al paciente para que tosa con fuerza y profundamente, con el fi n de obtener una muestra que provenga del tracto respiratorio inferior, libre de saliva contenida en la cavidad oral, la cual deben expectorar directamente en un recipiente estéril de boca ancha de tapa rosca.

Equipo:

• Frasco estéril de boca ancha de tapa rosca de 5 cm de diámetro,con una capacidad de 30 a 50 ml y material fácil de rotular.

• Nebulizador.

• Solución salina normal.

Transporte:

Se recomienda en los primeros 15 minutos de la recolección, no exceder de dos horas y a temperatura ambiente.

Coprocultivo

Fuente de la muestra: Materia fecal

Cuidados y recomendaciones:

• No cultive muestras de consistencia dura.

• Para estudio de rotavirus y Clostridium difficile, enviar muestra diarreica y no utilizar escobillón.

• En el caso de pacientes pediátricos, si no es posible recoger muestra de materia fecal se puede tomar la muestra a través de frotis rectal.

• No se recomienda realizar coprocultivo de rutina para pacientes con estancia hospitalaria mayor de 3 días, a no ser que el diagnóstico de ingreso haya sido gastroenteritis.

Técnica de recolección

Recolectar en lo posible más de 2 cc o gramos de materia fecal.

Equipo:

• Guantes.

• Frasco plástico limpio, de boca ancha.

Transporte:

Se recomienda durante la primera hora luego de la recolección a temperatura ambiente. Para estudio de micobacterias debe enviarse inmediatamente al laboratorio, protegida de la luz directa.

Urocultivo

Fuente de la muestra: A. Orina de micción espontánea

Cuidados y recomendaciones:

Realizar higiene de genitales: en mujeres, es necesario lavar el vestíbulo vaginal y la entrada de la uretra con agua jabonosa, enjuagar con abundante agua. Secar y separar los labios e iniciar la micción.

En el hombre se debe hacer retracción del prepucio y lavar el meato urinario con agua jabonosa, enjuagar con abundante agua y secar. Con el prepucio retraído iniciar la recolección de la orina.

En pacientes ambulatorios es ideal recoger la muestra de la primera micción del día.

Técnica de recolección

Instruir al paciente para que inicie la micción, desechar la primera parte de la orina, introducir el frasco colector, recoger la parte media de la orina sin detener el fl ujo urinario (5-10 cc) y terminar de eliminar en el sanitario o pato. Tapar el frasco sin contaminar la muestra.

Equipo:

• Frasco recolector estéril de boca ancha de tapa rosca.

• Equipo de higiene: jabón, gasas.

Transporte

Se recomienda en los primeros 15 minutos de la recolección, no exceder de dos horas y a temperatura ambiente.

Hemocultivos

Fuente de la muestra: Sangre obtenida a través de punción periférica

Cuidados y recomendaciones:

• Realizar lavado de manos quirúrgico.

• Mantener técnica aséptica durante todo el procedimiento.

• Utilizar campo estéril para evitar tener contacto con áreas circundantes que ofrezca el riesgo de contaminación.

• Colocar mascarilla al paciente.

• Realizar antisepsia de la zona a puncionar; no palpe la vena sin guantes estériles una vez preparada la piel.

• Utilizar otros guantes estériles para cada punción.

• No cambiar la aguja para envasar la sangre en los frascos colectores.

• En pacientes que están recibiendo tratamiento antibiótico, recolectar las muestras en botellas con resina.

• Se debe mantener una dilución en las botellas de hemocultivos de 1:5 para pacientes pediátricos y 1:10 para pacientes adultos de acuerdo con la recomendación del fabricante.

• Para buscar micobacterias es necesario tomar la muestra y colocarla en heparina; se recomienda tomar muestra durante dos días.

• Colocar la muestra en botella con rótulo específico para cultivos de hongos. No se recomienda obtener muestras mediante punción arterial porque la tasa de recuperación de microorganismos es baja.

Técnica de recolección

• Limpiar el tapón del frasco colector con alcohol al 70% antes de puncionar para envasar la muestra.

• Obtener 8 a 10 cc de sangre para cada frasco en pacientes adultos

• Obtener cada muestra de sitios anatómicos diferentes y con un intervalo de 10 a 15 minutos.

• Para la detección de microorganismos en sangre en sospecha de bacteriemia se recomienda recolectar entre 20 y 40 ml de sangre (2 a 4 botellas de hemocultivos).

En sospecha de endocarditis pueden ser suficientes 20 ml de sangre (2 botellas de hemocultivos).

• En sospecha de bacteriemia a mayor volumen recolectado, mayor la probabilidad de recuperación microbiológica.

En pacientes pediátricos el volumen de los hemocultivos se ajusta de acuerdo a la edad:

• Prematuros extremos (menos de 1000 gr) 0,5 ml.

• Neonatos hasta 1 ml.

• Lactantes y niños hasta 6 años 2-3 ml.

• Mayores de 6 años 5-10 ml.

El número de botellas a tomar depende de la situación clínica en pacientes pediátricos:

• En prematuros extremos (menos de 1.000 gr) 2 botellas.

• Sospecha de bacteriemia: 2 botellas.

• Sospecha de endocarditis 4-6 botellas (a tomar entre 6 y 24 horas).

Equipo

• Bata y campos estériles.

• Gorro y mascarilla con protección ocular.

• Guantes estériles.

• Equipo de asepsia (antiséptico, gasas y guantes estériles).

• Frascos para hemocultivos. Frascos para hemocultivos con rótulo específica con para hongos.

• Jeringas estériles.

Transporte:

• Se recomienda en los primeros 15 minutos de la recolección a temperatura ambiente. De 15 días a dos meses hongos miceliales.

• Para levaduras de acuerdo con el tiempo de positividad del microorganismo puede crecer en las primeras 24 horas.

3.3 Fermentación

El proceso de fermentación es anaeróbico, es decir, se produce en ausencia de oxígeno; ello significa que el aceptor final de los electrones del NADH producido en la glucólisis no es el oxígeno, sino un compuesto orgánico que se reducirá para poder reoxidar el NADH a NAD+. El compuesto orgánico que se reduce (acetaldehído, piruvato, ...) es un derivado del sustrato que se ha oxidado anteriormente.

En los seres vivos, la fermentación es un proceso anaeróbico y en él no intervienen las mitocondrias ni la cadena respiratoria. El proceso de fermentación es característico de algunos microorganismos: algunas bacterias y levaduras. También se produce en la mayoría de las células de los animales (incluido el ser humano), excepto las neuronas, que mueren rápidamente si no pueden realizar la respiración

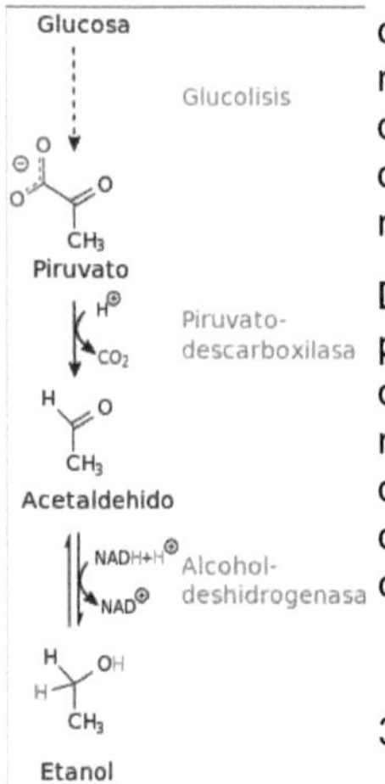

celular. Algunas células, como los eritrocitos, carecen de mitocondrias y se ven obligadas a fermentar; el tejido muscular de los animales realiza la fermentación láctica cuando el aporte de oxígeno a las células musculares no es suficiente para el metabolismo aerobio y la contracción muscular.

Desde el punto de vista energético, las fermentaciones son muy poco rentables si se comparan con la respiración aeróbica, ya que a partir de una molécula de glucosa solo se obtienen dos moléculas de ATP, mientras que en la respiración se producen de 36 a 38. Esto se debe a la oxidación del NADH que, en lugar de penetrar en la cadena respiratoria, cede sus electrones a compuestos orgánicos con poco poder oxidante.

3.4 Putrefacción

La putrefacción es un proceso natural de descomposición. Los microorganismos descomponen los materiales orgánicos. Generalmente ocurre después de la muerte de una planta o de un animal. El proceso consta de muchos pasos. El tiempo que total que toma depende de varios factores, como la disponibilidad de oxígeno.

La putrefacción implica la fermentación. La putrefacción es importante, porque elementos como el nitrógeno, el fósforo y el azufre que están ligados a la materia muerta se convierten en una forma utilizable por las plantas.

3.5 Componentes

Llamamos restos no parasitarios a una gran cantidad de elementos, de origen endógeno o exógeno, que pueden estar presentes en la materia fecal. En algunos casos su presencia es normal y en otros puede estar asociado a determinadas patologías.

En un análisis parasitológico, la importancia de reconocer los restos no parasitarios radica simplemente en no confundirlos con los parásitos.

Entre la gran cantidad de restos que pueden aparecer en una materia fecal encontramos:

- Tejido conjuntivo: Al microscopio sus fibras se entrecruzan en una red muy fina. El tejido conjuntivo de la carne cocida es atacado en el estómago y por el jugo pancreático, en tanto que si está crudo sólo es atacado en el estómago. La parición de fibras intactas en las heces puede estar asociado a una deficiencia gástrica o una evacuación demasiado rápida.

- Carne: Las fibras musculares están unidas por trabéculas conjuntivas y su degradación por enzimas proteolíticas sólo es posible después de la degradación de esta cubierta conjuntiva. Las fibras de carne insuficientemente digeridas son de tamaño variable, de forma rectangular de ángulos bien marcados, de color marrón y presentan una neta estriación doble, longitudinal y transversal. Las fibras de carne bien digeridas presentan formas más redondeadas, de color marrón más claro a amarillo pálido y sin estrías. También se pueden observar morfologías intermedias (con algunas esquinas redondeadas y otras en ángulo recto) correspondientes a fibras semi digeridas.

- Grasas: Grasas neutras aparecen como glóbulos muy refringentes. Ácidos grasos aparecen con aspecto de finas agujas a veces agrupadas en masas.

Elementos vegetales:

- Almidón: se presenta en células de reserva amilácea constituyendo lo esencial de la masa de los tubérculos y raíces comestibles, así como en los granos de las leguminosas. El grado de digestión del almidón se determina por la coloración que toma con el colorante Lugol, que varía del azul oscuro, cuando el almidón está intacto, al rosa pálido, cuando está totalmente digerido, pasando por tonos de marrón para los otros estadios de degradación.

- Almidón crudo: se presenta bajo la forma de granos organizados en capas concéntricas alrededor de un hilo excéntrico con gran refringencia. Celulosa no digerible: su presencia en las heces no indica patología, pero su morfología puede conducir a diagnósticos erróneos. Por ejemplo, los vasos espiralados de legumbres verdes aparecen como resortes cuando están de perfil y de frente se presentan como elementos redondeados de doble contorno cuyo interior puede estar lleno o vacío.

También encontramos los pelos vegetales, alargados, rígidos de paredes gruesas y muy refringentes presentando en el medio un canal medular. Los restos de pólenes y esporas de hongos con estructuras semejantes a huevos de parásitos de los cuales es importante distinguir. Los tejidos de revestimiento de los vegetales aparecen con formas complejas como por ejemplo las células en empalizada.

En materia fecal también suelen encontrarse cristales:

- Cristales de oxalato de calcio cuya presencia en grandes cantidades puede significar una insuficiencia en el ataque gástrico (deficiencia en la secreción o tiempo de permanencia demasiado breve).

- Cristales de fosfato amónico-magnésico los que aparecen por contaminación de las heces por orina o putrefacción albuminoide.

- Cristales de Charcot-Leyden o agujas de brújula. Provienen de la destrucción de los eosinófilos y testimonian un estado alérgico de la propia mucosa intestinal sin estar necesariamente asociado a una hipereosinofilia sanguínea.

También suelen aparecer células endógenas como los leucocitos, los que pueden observarse aislados con morfología conservada o alterados o en grupos denominados piocitos. En una materia fecal también se pueden encontrar hematíes y células epiteliales de distinto tipo. Las células del epitelio anal son poliédricas, alargadas, poco refringentes y con núcleo alargado u ovoide y gruesas granulaciones, mientras que otras células de la mucosa intestinal pueden aparecer redondeadas o alargadas.

4. MÉTODOS DE DIAGNÓSTICO DE ALTERACIONES GÁSTRICAS

Los trastornos que afectan al aparato digestivo (gastrointestinal) se denominan trastornos digestivos. Algunos trastornos afectan simultáneamente varias partes del aparato digestivo, mientras que otros afectan solo a una parte o un órgano. (Véase también Introducción al aparato digestivo.)

Basándose en los hallazgos de la historia clínica, la exploración física y, si es pertinente, la valoración psicologica, el médico elige las pruebas adecuadas. Las pruebas realizadas en el aparato digestivo comprenden las siguientes:

- Pruebas relacionadas con el ácido y con el reflujo

- Tomografía computarizada y resonancia magnética nuclear

- Endoscopia

- Intubación del tubo digestivo

- Laparoscopia

- Manometría

- Gammagrafía

- Paracentesis

- Análisis para la determinación de hemorragia oculta en heces

- Análisis ecográfico (ecografía)

- Endoscopia con videocápsula

- Estudios radiológicos

Estas pruebas ayudan al médico a localizar, diagnosticar y, en algunos casos, tratar el problema. Algunos análisis requieren que el sistema digestivo esté limpio de heces, otros requieren ayuno y otros no requieren preparación.

Aunque las pruebas diagnósticas pueden ser muy útiles para determinar la presencia o ausencia de ciertos trastornos médicos, también pueden resultar caras y, con muy poca frecuencia, provocar hemorragia o lesión. Es importante discutir los riesgos y beneficios de la prueba con su médico.

4.1 Análisis de coproparasitoscópico seriado

Coproparasitoscópico seriado (3 muestras)

La búsqueda de parásitos protozoarios y helmintos en heces es una herramienta útil y de resultados oportunos para el diagnóstico de parasitosis. La detección adecuada de este grupo de patógenos es de suma importancia y permite establecer tratamientos efectivos y prevenir brotes.

Determinación de: Búsqueda de parásitos protozoarios y helmintos en heces

Tipo de muestra: Heces

Especificaciones: Deberá tomar tres muestras en días diferentes. Las muestras deberán ser del tamaño de una nuez y depositadas en frascos diferentes. La recolección de la misma deberá ser solicitada al recolectar la última muestra.

4.2 Análisis de sangre oculta en heces

La prueba de sangre oculta en heces (Fecal Occult Blood Test, FOBT) se usa para detectar sangre en las heces o la materia fecal. La presencia de sangre en las heces puede ser un signo de cáncer colorrectal u otros problemas, tales como pólipos o úlceras. Estos son crecimientos que se desarrollan en la pared interna del colon y del recto.

Actualmente, hay 2 tipos de FOBT:

- FOBT con guayacol. Esta prueba es proporcionada por el consultorio de su médico o un laboratorio y se realiza en el hogar. Durante la prueba, usted coloca una muestra de heces en una tarjeta de prueba recubierta con una sustancia de origen vegetal llamada guayacol. La tarjeta cambia de color si hay sangre en las heces. Luego, usted envía la tarjeta al consultorio de su médico o al laboratorio para interpretar los resultados. Algunas FOBT con guayacol usan almohadillas desechables en lugar de una tarjeta. Están disponibles sin receta en muchas farmacias. El usuario dispone de los resultados de inmediato.

- FOBT inmunohistoquímica. Esta prueba usa una proteína especializada denominada anticuerpo. Esta proteína específica se adhiere a la hemoglobina, la parte de los glóbulos rojos que transporta el oxígeno.

La prueba inmunohistoquímica tiene algunos beneficios con respecto a la prueba con guayacol. Pero se utilizan ambas y las dos pueden proporcionar información acerca de la presencia de sangre en las heces.

Uso de tarjetas. Deberá recolectar 3 muestras de heces consecutivas para esta prueba. Estas se almacenan en un envase suministrado o se colocan en una tarjeta de prueba con un aplicador. Luego, devuelve el envase o la tarjeta personalmente o por correo a un laboratorio o al consultorio de su médico.

Uso de almohadillas desechables. Usted descartará la almohadilla en el inodoro después de una deposición. Luego, repetirá este procedimiento para las 2 próximas deposiciones. Las almohadillas cambian de color cuando se detecta la presencia de sangre en el inodoro. Anote los resultados en la tarjeta de respuesta suministrada y envíela por correo al consultorio de su médico o al laboratorio.

4.3 Análisis de moco fecal e intolerancia a la lactosa

Pruebas de tolerancia a la lactosa: Son exámenes que miden la capacidad de los intestinos para descomponer un tipo de azúcar llamado lactosa. El azúcar se encuentra en la leche y otros productos lácteos. Si el cuerpo no puede descomponer este azúcar, se dice que uno tiene intolerancia a la lactosa. Esto puede causar flatulencia, dolor abdominal, cólicos y diarrea.

Utilidad clínica: Tiene importancia clínica para detectar deficiencia de enzimas intestinales como la lactosa debido a una deficiencia congénita o daños inespecíficos a la mucosa. Los azúcares son rápidamente absorbidos por la porción superior del intestino delgado. Sin embargo, pueden permanecer en el intestino y causar diarreas, ocasionadas por la presión osmótica de los azúcares no absorbidos en el intestino.

Esta prueba se realiza en pacientes que se sospecha son intolerantes a la lactosa. La intolerancia a la lactosa se produce cuando el intestino delgado no produce suficiente lactasa.

Dos métodos comunes comprenden:

- Prueba de sangre para intolerancia a la lactosa: La prueba de sangre para intolerancia a la lactosa busca la presencia de glucosa en la sangre. El cuerpo produce glucosa cuando la lactosa se descompone. Para esta prueba, se tomarán varias muestras de sangre antes y después de que usted beba un líquido que contiene lactosa. Se tomará una muestra de sangre de una vena en el brazo (venopunción).

- Prueba de hidrógeno en el aliento: La prueba de hidrógeno en el aliento es el método preferido. Este método mide la cantidad de hidrógeno en el aire que exhala. Se le pide respirar dentro de un recipiente tipo globo., luego, beberá un líquido saborizado que contiene lactosa, las muestras de la respiración se toman en períodos de tiempo predeterminados y se verifica el nivel de hidrógeno. Normalmente, hay muy poco hidrógeno en la respiración; pero si el cuerpo tiene problemas para descomponer y absorber la lactosa, los niveles de hidrógeno en el aliento se incrementan.

- Azucares de reductores (reactivo de benedict): El método cualitativo con reactivo de Benedict, contiene ión cúprico formando un complejo con citrato en solución alcalina caliente. La glucosa y otras sustancias reductoras reducen el sulfato cúprico, de color azul a sulfato cuproso formando hidróxido cuproso amarillo o de óxido cuproso rojo que es insoluble.

Citología de moco fecal:

Esta prueba nos servirá para identificar el tipo de glóbulos blancos, bacterias o parásitos que contiene el moco fecal & determinar un diagnostico dependiendo de los agentes infecciosos encontrados en cada muestra.

El moco fecal se compone de materia, desechos indigeribles, bilis, secreción intestinal, leucocitos que migran del torrente sanguíneo, células epiteliales desprendidas, bacteria y material inorgánico. Sirve para identificar el tipo de glóbulos blancos que contiene el moco fecal, de esta manera se puede tener idea de las características del agente que está produciendo la diarrea. De igual manera es una prueba de utilidad en la Investigación de enterocolitis infecciosa, observando la presencia de amibas o bacterias que provocan una inflamación. En condiciones normales, las heces no suelen contener células epiteliales, ni leucocitos, ni eritrocitos. Es fácil apreciar la presencia de leucocitos. En la deposición mucosa de los que sufren alergia intestinal se observa un exceso de eosinófilos. La presencia de células epiteliales es un indicador de irritación gastrointestinal

Las pruebas que se conforman la citología de moco fecal son:

- pH
- azucares reductores
- sangre oculta en heces
- coproparasitoscópio

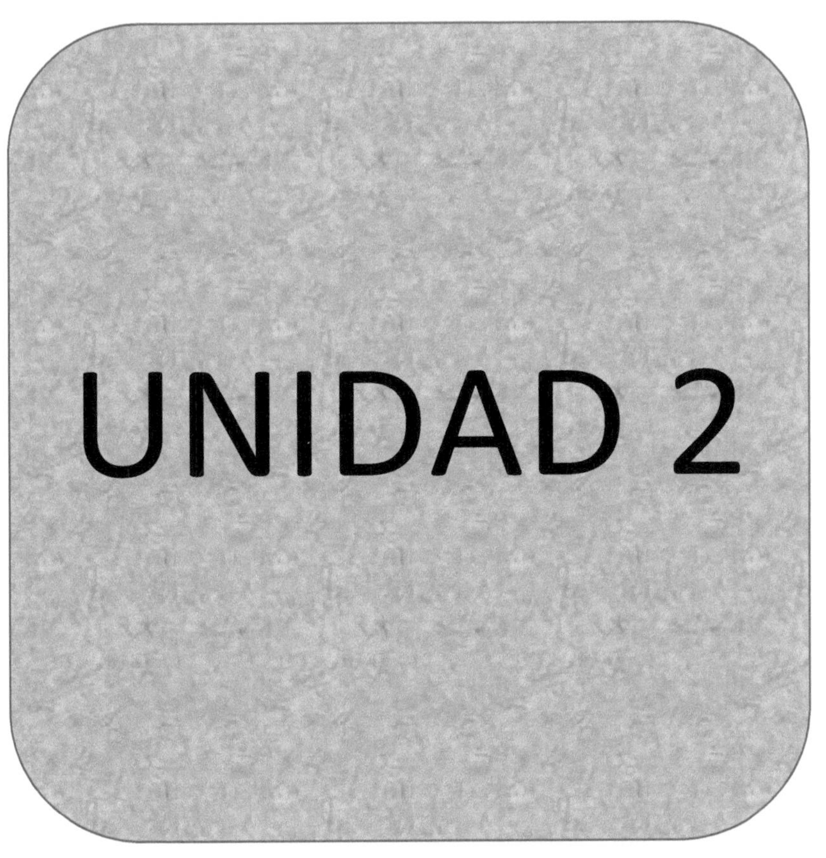
UNIDAD 2

1.QUIMICA CLINICA

1 PERFIL HEPATICO

También conocidas como panel hepático, pruebas de funcionamiento hepático (PFH) son un conjunto de pruebas en sangre que miden diferentes enzimas, proteínas y sustancias producidas por el hígado que sirven para diagnosticar si el hígado está funcionando de manera correcta o no por alguna patología.

Entre las pruebas que se realizan en este perfil destacan:

Bilirrubina directa: es la bilirrubina unida con el ácido glucurónico. Es hidrosoluble. Se elimina por la orina. Los valores normales de BD son: 0,1 – 0,4 mg/Dl

CONJUGADA, SOLUBLE EN AGUA

Bilirrubina indirecta: comprende la bilirrubina unida a la albúmina. Es liposoluble. No se elimina por la orina. 0,2 – 0,9 mg/dL NO CONJUGADA, INSOLUBLE EN AGUA

Bilirrubina total: es la suma de la concentración de bilirrubina directa e indirecta. Los valores normales de BT son: 0,3 – 1,3 mg/dL

Efectos bilirrubina elevada:

• Ictericia

• Escleróticas: BT > 2-4 mg/dL

• Adultos: no efectos tóxicos directos

• Lactantes: neurotoxicidad con BT > 20 mg/dL

• Determinar el origen

- Hiperbilirrubinemia indirecta

- Hiperbilirrubinemia directa

Hiperbilirrubinemia indirecta	**Hiperbilirrubinemia directa**
Hemólisis, se sobrepasa la capacidad de transformación BI y excreción> 70% BT corresponde a BI	> 50% BT corresponde a BD
No hay enfermedad hepática: BT < 5 mg/Dl	Patología hepática o biliar que interfiere secreción de BD desde los hepatocitos
	Indicador positivo de colestasis

Patología colestática: Bilirrubina principalmente conjugada

Patología hepatocelular: Bilirrubina conjugada y no conjugada

T.G.O.: aspartato-aminotransferasa o transaminasa glutámicooxalacética (AST o GOT) cuya vida media es de 48 horas, se localiza además del citosol y mitocondria, se encuentra en el corazón, músculo esquelético, riñones, cerebro, páncreas, pulmón, eritrocitos y leucocitos. Los valores normales: : 12 – 38 Unidades/L

T.G.P.: alaninoaminotransferasa o transaminasa glutámico-pirúvica (ALT o GPT) con una vida media de 18 horas. Se localiza casi exclusivamente en el citosol del hepatocito. Los valores normales: 7 - 41 Unidades/L

La ALT es más específica de daño hepático que la AST

El cociente AST/ALT nos podrá orientar sobre

Una patología determinada según el siguiente esquema:

- **AST/ALT ≤ 1**: Hepatitis vírica.

- **AST/ALT > 2**: Cirrosis (de cualquier etiología).

- **AST/ALT > 4**: Sugiere fallo hepático agudo

Fosfatasa alcalina: mide los niveles de fosfatasa alcalina (FA) en la sangre. La FA es una enzima que está en todo el cuerpo, pero principalmente en el hígado, los huesos, los riñones y el aparato digestivo. Cuando el hígado está dañado, la FA puede filtrarse al torrente sanguíneo. Los niveles elevados de FA pueden indicar daño en el hígado o enfermedades de los huesos. Valores normales: 33-96 mg U/L. encontrado en Hígado, hueso, intestino delgado, riñón, placenta, leucocitos.

• Acumulación de bilis – Incremento síntesis hepática de FA

• Trastorno colestático – Aumento > 4 veces valores normales

• Determinar el origen del incremento junto con GGT

• Elevación prominente de FA en Paget, colestasis, patologías infiltrativas hepáticas

• Disminución de FA: hipotiroidismo, hipofosfatemia, anemia, déficit de Cinc o magnesio

GGT: La GGT es una enzima que está en todo el cuerpo, principalmente en el hígado. Cuando el hígado está dañado, la GGT se puede filtrar a la sangre. Los niveles altos de GGT en la sangre pueden ser un signo de enfermedad del hígado o de daño en las vías biliares. Las vías biliares son los conductos por donde la bilis entra y sale del hígado. Los valores normales oscilan entre 5 a 40 U/L.

2 PERFIL PROSTATICO

Es el conjunto de análisis clínicos que ayuda a diagnosticar problemas relacionados con la próstata midiendo la concentración de sustancia que este produce, pudiendo indicar cáncer.

Antígeno prostático especifico (PSA): El antígeno prostático específico, o PSA, es una proteína producida por las células normales, así como por células malignas de la glándula prostática (cáncer). El análisis del PSA mide la concentración del PSA en la sangre de un hombre.

Además del cáncer de próstata, algunos estados benignos (no cancerosos) pueden causar que aumente la concentración del PSA en el hombre. Las afecciones benignas más comunes de próstata que causan que se eleve la concentración del

PSA son la prostatitis (inflamación de la próstata) y la hiperplasia benigna de la próstata (BPH) o agrandamiento de la próstata.

Un nivel de PSA normal se considera que es de 4.0 nanogramos por mililitro (ng/ml) de sangre, pero varía según la edad:

- Para los hombres de 50 años o menos, un nivel de PSA debe estar por debajo de 2.5 en la mayoría de los casos.
- Los hombres mayores a menudo tienen niveles de PSA ligeramente superiores a los de los hombres jóvenes.

Fosfatasa acida/prostática: Las fosfatasas ácidas se encuentran presentes en casi todos los tejidos del organismo, siendo particularmente altas sus cantidades en próstata, estómago, hígado, músculo, bazo, eritrocitos y plaquetas.

Se ha visto que, en individuos con carcinoma de próstata, se produce una elevación en los niveles de la enzima en suero, como consecuencia del aumento de isoenzima prostática.

Fosfatasa alcalina: mide los niveles de fosfatasa alcalina (FA) en la sangre. La FA es una enzima que está en todo el cuerpo, pero principalmente en el hígado, los huesos, los riñones y el aparato digestivo, también puede fungir como un marcador para diagnosticar la presencia de cáncer de próstata.

Una de las pruebas importantes que se pueden utilizar para el diagnóstico de algún problema en la próstata es el **PIE (prueba inmunológica de embarazo)**, debido a que si hay un problema con la próstata hay desequilibrio hormonal y por ello la prueba puede dar positiva.

3 PERFIL PANCREATICO

Es un conjunto de análisis clínicos que permite diagnosticar y realizar el seguimiento de trastornos que afecten al páncreas por medio de la medición de enzimas y hormonas que este produce y así evaluar su funcionamiento.

Lipasa: una enzima que ayuda a digerir los carbohidratos y grasa) que se produce en el páncreas y en las glándulas salivales. Cuando el páncreas se inflama aumentan los niveles de estas enzimas pancreáticas en la sangre. El nivel normal de lipasa es entre 12 y 70 U/L.

Los niveles altos pueden indicar un problema relacionado con el páncreas, aunque no necesariamente ya que existen varios tipos de lipasa que hay en distintas partes del cuerpo.

Amilasa: es una enzima que ayuda a digerir los carbohidratos que se produce en el páncreas y en las glándulas salivales. Cuando el páncreas está enfermo o inflamado, se libera amilasa en la sangre, por lo tanto, unos niveles altos pueden ser indicativos de un problema en el páncreas. El nivel normal de amilasa es de 0 a 137 U/L.

Amilasa en orina: Después de la filtración glomerular la amilasa se excreta por la orina. Si la función renal es adecuada, los niveles de amilasa en suero y orina por lo regular aumentan en forma paralela, en los casos de pancreatitis aguda. Sin embargo, en término de dos a tres días de haber comenzado la pancreatitis aguda los niveles de amilasa sérica descienden a lo normal pero los de amilasa en orina persisten durante siete a 10 días. Valores en orina: 0-14 UI/L.

Insulina: tiene origen en las células Beta del páncreas donde su principal función es el aumento del metabolismo de la glucosa, es decir, la disminución de glucosa en sangre. Los niveles normales oscilan entre 60-100mg/dl y 140 mg/dl o menos después de las comidas y aperitivos.

Glucagón: tienen origen en las células alfa del páncreas y su principal función es lo contrario a la insulina, este aumenta los niveles de glucosa en sangre. El rango normal es de 50 a 100 pg/mL.

Somatostatina: tiene origen en las células delta del páncreas y su principal función es la regulación con la inhibición tanto de la insulina como del glucagón. Los valores normales son en Hombres adultos: de 0.4 a 10 nanogramos por mililitro (ng/mL) o de 18 a 44 picomoles por litro (pmol/L) Mujeres adultas: de 1 a 14 ng/mL o de 44 a 616 pmol/L.

Glucosa sérica: en este caso la glucosa es uno de los marcadores mas importantes para diagnosticar un problema pancreático, debido a que si el páncreas esta fallando en su correcto funcionamiento no secretara de manera adecuada las hormonas que regulan la concentración de glucosa, por ello el valor de esta será anormal. Los niveles normales son inferiores a 140 mg/dl (7,8 mmol/l) se considera normal. Un nivel de glucosa sanguínea de entre 140 y 199 mg/dl (7,8 a 11 mmol/l) se considera prediabetes.

4 PERFIL LIPIDICO

El colesterol es uno de los lípidos o grasas más importantes que se encuentran en nuestro cuerpo. Sirve, fundamentalmente, para la formación de las membranas de las células de nuestros órganos y como "materia prima" para la síntesis de hormonas sexuales y las de origen suprarrenal; también es precursor de los ácidos biliares, que son sustancias que forman parte de la bilis y que facilitan la digestión de los alimentos grasos, el colesterol de nuestro organismo se produce en el hígado, el resto llega por aportes de los alimentos que se consumen, este colesterol pasa hacia la sangre donde es transportado por las lipoproteínas para luego ser distribuido por todo el cuerpo.

Un perfil lipídico en la sangre que incluye un colesterol total, colesterol ligado a lipoproteínas de baja densidad (LDL-C) elevado, un colesterol ligado a lipoproteínas de alta densidad reducida (HDL-C) y triglicéridos.

El colesterol total es un análisis de sangre que da una medida aproximada de todo el colesterol y triglicéridos en el suero.

La lipoproteína de alta densidad, o colesterol HDL se suele llamar colesterol "bueno", esta recoge la grasa en las venas y la lleva hacia al hígado.

Si el colesterol se une a una lipoproteína de alta densidad o HDL volverá al hígado, limpiando las arterias de colesterol que haya en éstas, lo cual sería excelente para mejorar la circulación de la sangre por nuestro organismo. El HDL recoge el exceso de colesterol LDL devolviéndolo al hígado donde será reutilizado para formar hormonas, bilis.

La lipoproteína de baja densidad o colesterol LDL, se suele llamar colesterol "malo". El colesterol LDL que se acumula en el torrente sanguíneo puede obstruir vasos sanguíneos e incrementar el riesgo de padecer enfermedades cardíacas.

Si la lipoproteína a la que se ha unido el colesterol es de baja densidad o LDL se dirige a las células y el excedente de colesterol se acumulará en los vasos sanguíneos, en concreto en las arterias. Este cúmulo de colesterol en la arteria recibe el nombre de placa de ateroma y puede provocar graves daños cardiovasculares. El LDL alto produce hipercolesterolemia, que aumenta las probabilidades de sufrir infartos de miocardio. También el LDL alto puede provocar arterioesclerosis, que es el estrechamiento de las arterias debido a la acumulación del colesterol malo.

El colesterol en exceso que circula en la sangre tiende a depositarse en las paredes de las arterias originando las placas de ateromas estas están constituidas por colesterol almacenado, por las células fagociticas del colesterol: por los macrófagos y por las células musculares que acuden a las lesiones. El nivel alto de colesterol hace que las placas ateromas aumenten de tamaño lo que contribuye una mayor rigidez en los vasos sanguíneos y la obstrucción de los mismos. En ocasiones estas placas se rompen formando así trombos que pueden cerrar totalmente o parcialmente las arterias. Estos fenómenos originan a una enfermedad llamada arteriosclerosis.

La arteriosclerosis es la principal causa de muerte en los países industrializados que implica las arterias coronarias (enfermedad coronaria, cardiopatías isquémica) puede provocar problemas clínicos de angina de pecho, infarto de miocardio, muerte cardiaca e insuficiencia cardiaca congestiva, la aterosclerosis es un fenómeno patológico que produce lesiones obstructivas principalmente en las arterias aorta, coronaria, carótida, ilíaca y femoral.

Los triglicéridos almacenan energía hasta que el organismo la necesita. Si el cuerpo acumula demasiados triglicéridos, se pueden obstruir vasos sanguíneos, lo que puede provocar problemas de salud.

Valores de colesterol y triglicéridos normales

- Los valores normales de colesterol (sumando colesterol bueno y malo) es inferior a 200 mg/dl
- Los valores normales a altos de colesterol (sumando el HDL y LDL) estaría entre 200 y 240 mg/dl
- Los valores altos de colesterol (sumando el HDL y LDL) se sitúan por encima de 240 mg/dl

El nivel de lípidos puede verse afectado por la grasa presente en la dieta, hacer al menos 30 minutos de ejercicio diario de actividad física, reducir el consumo de alimentos con alto contenido en grasas saturadas, sal y azúcar, consumir frutas y verduras, moderar el tamaño de las porciones, limitar el consumo, no fumar.

5 PERFIL RENAL

Los riñones son par de órganos que realizan algunas funciones para mantener la sangre limpia y químicamente equilibrada, procesan aproximadamente 190 litros de sangre para eliminar alrededor de 2 litros de productos de desecho y agua en exceso cada día, los desechos y el agua en exceso se convierten en orina que fluye hacia la vejiga a través de los conductos llamados uréteres, los desechos de la sangre provienen de la descomposición normal de tejidos activos, como los músculos. Unas de las funciones del riñón es que da mantenimiento de la homeostasis, tiene función excretora y hormonal.

El perfil renal es una prueba que mide los valores de varias sustancias en sangre se solicita cuando el médico sospecha que un paciente tiene problemas de riñon o como parte de una evaluación de salud general para identificar cualquier problema en los riñones.

Pruebas de función renal

Creatinina

La determinación de creatinina es el mejor indicador de la función renal, la creatinina es el producto resultante del catabolismo muscular, formándose a partir del fosfato de creatina que contiene el musculo, la creatinina filtra libremente en el glomérulo, su concentración depende de la masa muscular y en menor medida de la ingesta de proteínas.

Valor de referencias

Hombres: 0.8 -1.3 mg/ dl

Mujeres: 0.6- 1 mg/ dl

Causas de aumento

Todo incremento del nivel sérico de creatinina es sinónimo de insuficiencia renal.

Causas de disminución

Debilidad muscular por la edad, pérdida de masa muscular, miotonia, paraplejia.

Urea sérica

Es menos confiable que el nivel de creatinina para evaluar la Filtración glomerular, la concentración de urea aumenta en la insuficiencia renal y en numerosas situaciones que aumentan la degradación de proteínas endógenas como la fiebre, inhibición del anabolismo por la administración de cortico esteroides y la reabsorción de sangre en las hemorragias digestivas.

Valor normal: 16- 45 mgs/dl

Glucosa

La orina de una persona sana no contiene glucosa, el umbral renal para la glucosa es de 180 mgs/dl, la presencia de glucosuria indica niveles de glucosa plasmática como mínimo de 200 mgs/dl.

Cuerpos cetónicos:

Los cuerpos cetónicos están ausentes en la orina normal y su presencia se relaciona con: cetoacidosis diabética, alcoholismo y ayuno.

Hemoglobina:

En condiciones normales no debe de haber sangre o hemoglobina en la orina, la hemoglobina libre en el plasma se reabsorbe en su totalidad a nivel tubular y puede aparecer en la orina en caso de hemolisis.

Sedimento urinario:

Es un método de diagnóstico muy valioso, se realiza en una muestra de orina recién emitida después de una dieta seca (restricción hídrica en 15 horas), no es aconsejable en diabéticos ni en falla renal, este método se analiza por centrifugación con lentes de diferentes aumentos.

Hallazgos:

Hematíes: 2-3 por campo

Los hematíes de tipo I o glomerular con eritrocitos deformados indica glomerulonefritis y la de tipo II o de vía urinaria con eritrocitos se observa en tumores, quistes renales, litiasis o infección urinaria.

Leucocito: Hasta 5 por campo

Indica la mayoría una infección urinaria, la presencia de leucocituria puede indicar tuberculosis.

Cilindros hialinos

Se encuentra en el 25% de las hematurias de origen glomerular, indican nefritis, pielonefritis aguda o glomerulonefritis aguda.

Cristales de oxalatos de calcio o fosfatos amorfos

UNIDAD 3

3.1 PERFIL HORMONAS FEMENINO.

El perfil hormonal femenino permite medir ciertas sustancias (hormonas) en el organismo para determinar las causas de distintas afecciones, trastornos en los ovarios, problemas para concebir un embarazo o infertilidad, hasta padecimientos de las glándulas.

El estudio riguroso de ciertos indicadores u hormonas, hacen que el funcionamiento de los ovarios y el aparato reproductor en genera, funcione correctamente y como debe ser, en caso de que algún valor se encuentre fuera del rango, debe ser examinado y es un claro indicio de que algo se encuentra mal y debe ser estabilizado de manera inmediata. Las hormonas que se estudian en un perfil hormonal femenino son los siguientes.

3.1.1 T3 CAPTACION.

¿Qué es? La captación de resina T3 (también llamada "captación T3" o "T3RU") se realiza como parte de una evaluación de la función tiroidea.

La tiroides es una glándula que se encuentra en el cuello y que produce las hormonas que ayudan a regular muchos procesos del cuerpo, incluyendo el crecimiento, el equilibrio de la energía, la temperatura corporal y el ritmo cardíaco.

La función tiroidea involucra la interacción de muchas hormonas, incluyendo la triyodotironina (T3) y la tiroxina (T4). Ambas hormonas están presentes en dos formas en la sangre: Las formas más abundantes están unidos a una proteína transportadora llamada "globulina fijadora de tiroxina" (TBG), que ayuda a transportar las hormonas a través del cuerpo. La forma menos abundante circula libremente (sin adherirse). Sólo las formas que circulan libremente (T4 y T3 libre) pueden afectar las funciones del organismo.

La captación de resina T3 es utilizada por los médicos para estimar la cantidad de TBG en la sangre y cuánta T4 y T3 se encuentran en forma libre y por lo tanto activas para el organismo.

Si hay demasiada TBG en la sangre, el valor total de T3 y T4 se verá afectada, lo cual puede hacer difícil médico determinar si la persona tiene un problema de tiroides o no, sin conocer los resultados de la captación de resina T3.

Por qué se realiza: Es posible que el médico solicite una captación de resina T3 cuando los síntomas de un niño o los análisis de sangre previos sugieran la posibilidad de una disfunción tiroidea. Al realizarse junto con otros análisis de tiroides —como los niveles de sangre de T3, T4, y la hormona estimulante de la tiroides (TSH) — puede ayudar en el diagnóstico del hipertiroidismo (cuando la glándula tiroides produce demasiada cantidad de la hormona tiroides) y del hipotiroidismo (cuando la glándula produce poca hormona).

Preparación: Para realizar un T3RU, no es necesario realizar ningún tipo de preparación. Sin embargo, algunos medicamentos, entre los que se encuentran los anticonvulsivos, los esteroides y las píldoras anticonceptivas, pueden afectar los resultados; por lo tanto, es importante indicarle al médico si su hijo está tomando algún medicamento.

El día del análisis, es aconsejable que su hijo lleve una camisa de mangas cortas para facilitar la tarea del personal encargado de la extracción de sangre.

El procedimiento: En general, un profesional extraerá sangre de una vena. En el caso de lactantes, es posible obtener la sangre con una pequeña punción en el talón con una pequeña aguja (lanceta). Si la extracción de sangre se realiza en una vena, se limpia la superficie de la piel con un antiséptico y se coloca una banda elástica (torniquete) alrededor del brazo para ejercer presión y lograr que las venas se llenen de sangre. A continuación, se inserta una aguja en la vena (por lo general, se hace a la altura del codo en la parte interna del brazo, o en la parte posterior de la mano) y se extrae sangre que se recoge en un vial o una jeringa.

Después del procedimiento, se retira la banda elástica. Una vez recolectada la sangre, se retira la aguja y se cubre la zona con algodón o una venda para detener el sangrado. La extracción de sangre para el análisis sólo demora unos minutos.

Qué esperar: Cualquiera de los métodos de extracción de sangre (en el talón o en una vena) sólo produce una molestia temporal y se siente un pequeño pinchazo. Después de la extracción, es posible que aparezca un pequeño moretón, que desaparecerá más o menos en un día.

Obtención de los resultados: Los resultados de la captación de resina T3 se obtienen por lo general en 1 ó 2 días.

Riesgos: El análisis de T3RU se considera un procedimiento seguro. Sin embargo, al igual que con muchos otros análisis, es posible que surjan algunos problemas, como los siguientes, al extraer sangre:

- Desmayos o mareos.
- Hematomas (acumulación de sangre debajo de la piel que provoca un moretón o un bulto)
- Dolor por los pinchazos para encontrar la vena.

Ayudar a su hijo: Las extracciones de sangre son relativamente indoloras. Aun así, muchos niños les temen a las agujas. Si le explica el procedimiento en palabras que su hijo pueda comprender, lo ayudará a aliviar sus miedos. Permita que su hijo le realice al profesional todas las preguntas que pueda tener. Dígale que se relaje y se quede quieto durante el procedimiento, ya que si tensa los músculos o se mueve, la extracción resultará más complicada y más dolorosa. También puede ayudar que su hijo no mire cuando lo pinchan con la aguja.

Los fármacos que pueden incrementar los valores de T3RU incluyen:

- Esteroides anabolizantes.

- Heparina.

- Fenitoína.

- Salicilatos (en dosis altas).

- Warfarina.

Algunos fármacos que pueden disminuir los valores de T3RU incluyen:

- Medicamentos antitiroideos.

- Píldoras anticonceptivas.

- Clofibrato.

- Estrógenos.

- Tiazidas.

El embarazo también puede disminuir los niveles de T3RU.

Estas condiciones pueden disminuir los niveles de TGB.

- Enfermedad grave.

- Enfermedad renal cuando se pierden proteínas en la orina (síndrome nefrótico)

Otros medicamentos que fijan la proteína en la sangre también pueden afectar los resultados de la prueba.

Significado de los resultados anormales: Niveles superiores a lo normal pueden indicar

- Insuficiencia renal.

- Hiperactividad de la tiroides (hipertiroidismo).

- Síndrome nefrótico.

- Desnutrición proteica.

- Hepatitis aguda.

- Embarazo.

- Hipotiroidismo.

Uso de estrógenos

3.1.2 T3 TOTAL.

¿Qué es la prueba de triyodotironina (T3)?

Esta prueba mide el nivel de triyodotironina (T3) en la sangre. La T3 es una de las dos hormonas principales producidas por la tiroides, una glándula pequeña con forma de mariposa ubicada cerca de la garganta. La otra hormona es la tiroxina (T4). La T3 y la T4 funcionan de forma coordinada para regular el uso de energía por el cuerpo. También cumplen un papel importante en el control del peso, la temperatura corporal, la fuerza muscular y el funcionamiento del sistema nervioso.

La hormona T3 se presenta en dos formas:

✓ T3 ligada, que se une a una proteína.
✓ T3 libre, que no se une a nada.

La prueba que mide la cantidad de T3 libre y ligada se conoce como T3 total. Hay otra prueba llamada T3 libre que mide sólo la T3 libre. Cualquiera de estas pruebas se puede usar para medir los niveles de T3. Los niveles de T3 anormales pueden ser un signo de enfermedad de la tiroides.

Nombres alternativos: prueba de funcionamiento tiroideo; triyodotironina total, triyodotironina libre, FT3.

¿Para qué se usa?

La prueba de T3 se suele usar para diagnosticar hipertiroidismo, una enfermedad en la que el cuerpo produce demasiada hormona tiroidea.

Las pruebas de T3 se suelen pedir junto con pruebas de T4 y de hormona estimulante de la tiroides (TSH, por sus siglas en inglés). La prueba de T3 también se puede usar para vigilar el tratamiento de una enfermedad de la tiroides.

¿Por qué necesito una prueba de T3?

Usted podría necesitar una prueba de T3 si tiene síntomas de hipertiroidismo, como:

- Ansiedad.
- Pérdida de peso.
- Temblores en las manos.
- Aumento de la frecuencia cardíaca.
- Protrusión de los ojos.
- Dificultad para dormir.
- Fatiga.
- Baja tolerancia al calor.
- Movimientos intestinales más frecuentes.

¿Qué ocurre durante una prueba de T3?

El profesional de la salud toma una muestra de sangre de una vena de un brazo con una aguja pequeña. Después de insertar la aguja, extrae un poco de sangre y la coloca en un tubo de ensayo o frasco. Tal vez sienta una molestia leve cuando la aguja se introduce o se saca, pero el procedimiento suele durar menos de cinco minutos.

¿Debo hacer algo para prepararme para la prueba?

La prueba de T3 no requiere ninguna preparación especial. Su médico o profesional de la salud le dirá si tiene que dejar de tomar algún medicamento antes de su prueba. Algunos medicamentos pueden alterar los niveles de T3.

¿Tiene algún riesgo esta prueba?

Los riesgos de un análisis de sangre son mínimos. Tal vez sienta un dolor leve o se le forme un moretón donde se inserta la aguja, pero la mayoría de los síntomas desaparecen rápidamente.

¿Qué significan los resultados?

Si sus resultados indican que sus niveles de T3 totales o de T3 libre están altos, puede significar que tiene hipertiroidismo. Los niveles de T3 bajos pueden significar que tiene hipotiroidismo, es decir, que su cuerpo no está produciendo suficientes hormonas tiroideas.

Los resultados de la prueba de T3 se suelen comparar con los de las pruebas de T4 y TSH para diagnosticar enfermedad de la tiroides.

Si tiene preguntas sobre sus resultados, consulte con su médico o profesional de la salud.

¿Debo saber algo más sobre la prueba de T3?

Durante el embarazo se pueden producir cambios en la tiroides. Estos cambios no suelen ser serios y la mayoría de las mujeres embarazadas no necesitan pruebas de T3. Pero el profesional de la salud podría pedir una prueba de T3 durante el embarazo si usted tiene:

- Síntomas de enfermedades de la tiroides.
- Antecedentes de enfermedad de la tiroides.
- Una enfermedad autoinmunitaria.
- Antecedentes familiares de enfermedad de la tiroides.

3.1.3 T4 TOTAL.

¿Qué es? El análisis de T4 mide el nivel de la hormona T4, también denominada "tiroxina", en la sangre. Esta hormona es producida por la glándula tiroides y ayuda a controlar el metabolismo y el crecimiento. El análisis de T4 se realiza como parte de una evaluación de la función tiroidea.

Es posible realizar dos análisis de sangre como parte del análisis de T4:

- **T4 total**, que mide la cantidad total de tiroxina en la sangre, lo cual incluye la cantidad adherida a las proteínas de la sangre que ayudan a transportar la hormona a través del torrente sanguíneo.
- **T4 libre**, que mide únicamente la tiroxina que no está adherida a las proteínas (ésta es la porción de T4 presente en la sangre que está disponible para afectar el funcionamiento de muchos tipos de células del organismo).

Por qué se realiza: Los médicos tal vez soliciten un análisis de T4 si existen síntomas que indican algún tipo de afección tiroidea. Por ejemplo, una tiroides excesivamente activa, enfermedad que recibe el nombre de "hipertiroidismo", se asocia generalmente con pérdida de peso, ritmo cardíaco acelerado y sudoración.

Una tiroides muy poco activa, enfermedad que recibe el nombre de "hipotiroidismo", puede provocar síntomas como aumento de peso, fatiga y frío. A los bebés recién nacidos se les realizan análisis de rutina para detectar hipotiroidismo ya que si esta enfermedad no se trata, puede provocar discapacidad mental.

¿Por qué necesito una prueba de tiroxina?

La enfermedad de la tiroides es mucho más común en mujeres y suele ocurrir antes de los 40 años de edad. También tiende a transmitirse de forma hereditaria. Usted podría necesitar una prueba de tiroxina si tiene familiares que han tenido problemas de la tiroides, o tiene síntomas de tener demasiada hormona tiroidea en la sangre (hipertiroidismo) o muy poca (hipotiroidismo).

Los síntomas de hipertiroidismo, también conocido como tiroides hiperactiva, incluyen:

- Ansiedad.
- Pérdida de peso.
- Temblores en las manos.
- Aumento de la frecuencia cardíaca.
- Hinchazón.
- Protrusión de los ojos.
- Dificultad para dormir.

Los síntomas del hipotiroidismo, también conocido como tiroides hipoactiva, incluyen:

- Aumento de peso.

- Cansancio.

- Caída del cabello.

- Baja tolerancia a las temperaturas frías.

- Períodos menstruales irregulares.

- Estreñimiento.

Preparación: Para este análisis, no es necesario realizar ningún tipo de preparación. Sin embargo, algunos medicamentos, entre los que se encuentran los anticonvulsivos, los fármacos para el corazón, los esteroides, las píldoras anticonceptivas e incluso la aspirina, pueden afectar los resultados; por lo tanto, es importante indicarle al médico si su hijo está tomando algún medicamento.

El día del análisis, será de ayuda que su hijo lleve una camisa de mangas cortas para facilitar la tarea del personal encargado de la extracción de sangre.

El procedimiento: En general, un profesional extraerá sangre de una vena. En el caso de lactantes, es posible obtener la sangre con una pequeña punción en el talón con una pequeña aguja (lanceta). Si la extracción de sangre se realiza en una vena, se limpia la superficie de la piel con un antiséptico y se coloca una banda elástica (torniquete) alrededor del brazo para ejercer presión y lograr que las venas se hinchen con sangre. A continuación, se inserta una aguja en la vena (por lo general, se hace a la altura del codo en la parte interna del brazo, o en la parte posterior de la mano) y se extrae sangre que se recoge en un vial o una jeringa.

Después del procedimiento, se retira la banda elástica. Una vez recolectada la sangre, se retira la aguja y se cubre la zona con algodón o una venda para detener el sangrado. La recolección de sangre para este análisis sólo demora unos minutos.

Qué esperar: Cualquiera de los métodos de extracción de sangre (en el talón o en una vena) sólo produce una molestia temporal y lo único que se siente es un pinchazo. Después, es posible que se forme un leve moretón, que debería desaparecer en unos pocos días.

Obtención de los resultados: La muestra de sangre es procesada por una máquina. Los resultados suelen estar listos después de algunas horas o al día siguiente.

Por lo general, los resultados de T4 elevados pueden indicar hipertiroidismo, mientras que los resultados bajos de T4 pueden indicar hipotiroidismo. No obstante, para que los médicos diagnostiquen el tipo específico de problema tiroideo, es necesario tener una imagen más detallada por medio de la realización del análisis de T4 con otros análisis de la tiroides, como los que miden la hormona estimulante de la tiroides (TSH), la T3 (triiodotironina) y los anticuerpos antitiroideos.

Riesgos: El análisis de T4 se considera un procedimiento seguro. Sin embargo, al igual que con muchos otros análisis, es posible que surjan algunos problemas, como los siguientes, al extraer sangre:

- Desmayos o mareos.
- Hematomas (acumulación de sangre debajo de la piel que provoca un moretón o un bulto)
- Dolor por los pinchazos para encontrar la vena.

¿Qué significan los resultados?

Sus resultados pueden informarse como T4 total, T4 libre o índice de T4 libre.

- El índice de T4 libre incluye una fórmula que compara la T4 libre con la T4 ligada.

- Los niveles elevados de cualquiera de estas pruebas (T4 total, T4 libre o índice de T4) podrían indicar una tiroides muy activa. Esto se conoce como hipertiroidismo.
- Los niveles bajos de cualquiera de estas pruebas (T4 total, T4 libre o índice de T4) podrían indicar una tiroides menos activa de lo normal. Esto se conoce como hipotiroidismo.

Si los resultados de su prueba de T4 no son normales, su médico o profesional de la salud probablemente pida más pruebas de la tiroides para establecer el diagnóstico, por ejemplo:

- Pruebas de hormona tiroidea T3. La T3 es otra hormona producida por la tiroides.
- Prueba de la hormona estimulante de la tiroides (TSH, por sus siglas en inglés). TSH es una hormona producida por la glándula pituitaria. Estimula a la tiroides para que produzca hormonas T4 y T3.
- Pruebas para diagnosticar la enfermedad desde Graves: Enfermedad autoinmunitaria que causa hipertiroidismo.
- Pruebas para diagnosticar la tiroiditis de Hashimoto: Enfermedad autoinmunitaria que causa hipotiroidismo.

¿Debo saber algo más sobre la prueba de tiroxina?

Durante el embarazo, se pueden producir cambios en la tiroides. Aunque es poco común, algunas mujeres pueden desarrollar enfermedad tiroidea durante el embarazo. El hipertiroidismo ocurre en cerca del 0,1 % al 0,4 % de los embarazos, mientras que el hipotiroidismo ocurre aproximadamente en el 2,5 % de los embarazos.

El hipertiroidismo, y menos comúnmente el hipotiroidismo, pueden continuar después del embarazo. Si tiene un problema de la tiroides durante el embarazo, su médico o profesional de la salud seguirá vigilándola después del parto. Además, si tiene antecedentes de enfermedad de la tiroides, no deje de decírselo a su médico o profesional de la salud si está embarazada o piensa quedar embarazada.

3.1.4 YODO PROTEICO.

El iodo es esencial para la producción de hormonas tiroideas y debe obtenerse de la dieta, ya que el cuerpo no puede producir yodo. El yodo se encuentra en varios alimentos y en forma natural en el suelo y el agua del mar.

¿Qué implica deficiencia de yodo?

El yodo es un elemento necesario para la producción de hormona tiroidea. El cuerpo no produce yodo, por lo que es un componente esencial de su dieta. El yodo se encuentra en varios alimentos Si usted no tiene suficiente yodo en su cuerpo, no podrá producir suficiente hormona tiroidea. Por lo tanto, la deficiencia de yodo puede producir agrandamiento de la tiroides (bocio, hipotiroidismo y retardo mental en los infantes y en los niños cuyas madres tuvieron deficiencia de yodo durante el embarazo. Antes de los años 20, la deficiencia de yodo era común en los Grandes Lagos, los Apalaches y las regiones del Noroeste de los Estados Unidos y la mayor parte de Canadá. El tratamiento de la deficiencia de yodo, con la introducción de la sal yodada ha eliminado virtualmente el llamado "cinturón de bocio" de estas áreas. Sin embargo, muchas otras partes del mundo no tienen suficiente yodo disponible en su dieta y la deficiencia de yodo continúa siendo un importante problema de salud pública globalmente. Aproximadamente el 40% de la población mundial continúa estando con riesgo de insuficiencia de yodo.

¿Cuáles son los sintomas de la deficiencia de Yodo?

Todos los síntomas de la deficiencia de yodo se relacionan con sus efectos sobre la tiroides:

Bocio – cuando no hay suficiente yodo, la glándula tiroides se agranda progresivamente (desarrolla un bocio) en un intento para compensar la demanda de producción de hormona tiroidea. A nivel mundial, la deficiencia de yodo es la causa más común de bocio. En un bocio se pueden desarrollar nódulos. Los pacientes con un bocio grande pueden presentar síntomas de ahogo, especialmente cuando están acostados, además de dificultad para tragar y respirar.

Hipotiroidismo – En la medida que caen los niveles de yodo en el cuerpo, se desarrolla hipotiroidismo, ya que el yodo es importante para la producción de hormona tiroidea. Aunque es infrecuente en los Estados Unidos, la deficiencia de yodo es la causa más común de hipotiroidismo a nivel mundial.

Problemas del embarazo – La deficiencia de yodo es particularmente importante en las mujeres embarazadas o las que están lactando a sus niños. Una deficiencia severa de yodo en la madre se ha asociado con abortos espontáneos, nacimiento de niños muertos, parto prematuro y anomalías congénitas en los bebés. Los hijos de madres con insuficiencia severa de yodo durante el embarazo pueden sufrir de retardo mental y problemas de crecimiento, de la audición y del habla. Una deficiencia aún leve de yodo durante el embarazo, que puede ocurrir en algunas mujeres en los Estados Unidos, puede asociarse con baja inteligencia en los niños.

¿Cuáles son las fuentes de yodo?

El yodo está presente en forma natural en el suelo y el agua de mar. La disponibilidad de yodo en los alimentos varía en las diferentes regiones del mundo. En los Estados Unidos las personas pueden mantener cantidades adecuadas de yodo en la dieta utilizando sal de mesa yodada (a menos que se necesite restringir la cantidad de sal en la dieta), consumiendo alimentos ricos en yodo, particularmente productos lácteos, pescados y mariscos, carne, algunos panes y huevos y tomando alguna multivitamínico que contenga yodo. Sin embargo, el contenido de yodo en los alimentos no está detallado en los envases en los Estados Unidos, y puede ser difícil identificar fuentes de yodo en los alimentos.

¿Cómo se diagnostica la deficiencia de Yodo?

La deficiencia de yodo se diagnostica en las poblaciones y no específicamente en los individuos. No existen pruebas para confirmar si usted tiene suficiente yodo en su cuerpo. Cuando se demuestra insuficiencia de yodo en una población entera, la mejor manera de tratarlo es asegurando que los alimentos consumidos frecuentemente contengan niveles suficientes de yodo.

¿Cómo se previene la deficiencia de yodo?

Al igual que con muchas otras enfermedades, es mejor prevenir el problema que tener que tratarlo. En los últimos 80 años, se han hecho esfuerzos a nivel mundial para tratar de eliminar la deficiencia de yodo. De hecho, la eliminación de la deficiencia de yodo ha sido una de las metas principales de la Organización Mundial de la Salud. La sal yodada ha sido una de las bases principales del tratamiento de la deficiencia de yodo a nivel mundial, incluyendo en los Estados Unidos. Inyecciones de aceite yodado se han utilizado ocasionalmente en regiones del mundo donde no es posible el uso extensivo de la sal yodada. La yodinación de los suministros de agua también ha sido efectiva en algunos otros lugares.

• RECOMENDACIONES DE LOS ESTADOS UNIDOS – El Instituto de Medicina ha establecido el Consumo Dietético Recomendado (RDA) de yodo en mujeres y hombres adultos en 150 µg/día. Las personas que añaden sal a su comida en forma regular deben utilizar sal yodada. Una cucharadita de sal yodada contiene aproximadamente 400 µg de yodo, pero solamente la mitad de las diferentes multivitaminas en los Estados Unidos contienen yodo. El RDA es de 220 µg de yodo por día para mujeres embarazadas y 290 µg diarios para mujeres que están lactando. Debido a que los efectos de la deficiencia de yodo son mas severos en mujeres embarazadas y sus bebes, la Asociación Americana de la Tiroides (ATA) ha recomendado que todas las mujeres embarazadas y lactando en los Estados Unidos y Canadá tomen una multivitamina prenatal diariamente que contenga 150 µg de yodo.

¿Hay algún problema si se consume demasiado yodo?

Consumir demasiado yodo también puede causar problemas. Esto es particularmente cierto en individuos que ya tienen problemas de tiroides, como nódulos, hipertiroidismo y enfermedad autoinmune de la tiroides. La administración de grandes cantidades de yodo a través de medicamentos (ej. Amiodarona), procedimientos radiológicos (uso de contraste yodado intravenoso) y exceso dietético (algas) puede causar o exacerbar el hipertiroidismo o hipotiroidismo. Además, individuos que se mudan de una región deficiente en yodo (por ejemplo ciertas partes de Europa) a una región con suficiente consumo de yodo (por ejemplo, los Estados Unidos) pueden también desarrollar problemas tiroideos ya que sus tiroides se han hecho muy eficientes en captar y utilizar pequeñas cantidades de yodo. En particular, estos pacientes pueden desarrollar hipertiroidismo inducido por yodo.

3.1.5 ÍNDICE DE TIROSINA LIBRE.

Las pruebas de hormona tiroidea son análisis de sangre que verifican lo bien que está funcionando la glándula tiroidea. La glándula tiroidea produce hormonas que regulan la forma en que el cuerpo usa la energía.

La glándula tiroidea es una glándula con forma de mariposa que está ubicada delante de la tráquea, justo debajo de la laringe. La glándula tiroidea usa el yodo de los alimentos para elaborar dos hormonas tiroideas: la tiroxina (T4) y la triyodotironina (T3). La glándula tiroidea almacena estas hormonas tiroideas y las libera a medida que se las necesita.

Las hormonas tiroideas son necesarias para el desarrollo normal del cerebro, especialmente durante los primeros 3 años de vida. La discapacidad intelectual puede ocurrir si la glándula tiroidea de un bebé no produce suficiente cantidad de la hormona tiroidea (hipotiroidismo congénito). Los niños mayores también necesitan hormonas tiroideas para crecer y desarrollarse normalmente, y los adultos necesitan las hormonas para regular el modo en que el cuerpo usa la energía (metabolismo).

Tiroxina libre (FTI o FT4). La tiroxina libre (T4) se puede medir directamente (FT4) o se puede calcular como el índice de tiroxina libre (FTI). El FTI indica cuánta T4 libre está presente, en comparación con la T4 ligada. El FTI puede ayudar a indicar si las cantidades anormales de T4 se deben a cantidades anormales de globulina fijadora de tiroxina.

3.1.6 TIROTROFINA (TSH)

La prueba de la tirotropina (TSH, por sus siglas en inglés, y también conocida como hormona estimulante de la glándula tiroidea), es una prueba habitual en los análisis de sangre que se utiliza para evaluar lo bien que está funcionando la glándula tiroidea. Esta glándula está ubicada en la parte inferior y anterior del cuello. La TSH se fabrica en la hipófisis, una glándula del tamaño de un guisante localizada en la base del cerebro.

Cuando la glándula tiroidea está fabricando una cantidad insuficiente de hormonas tiroideas (una afección denominada "hipotiroidismo"), la hipófisis fabrica una mayor cantidad de TSH a fin de estimular a la glándula tiroidea y aumentar la producción de dichas hormonas. Pero si la hipófisis no funciona bien, es posible que fabrique una cantidad insuficiente de TSH, lo que también podría provocar un hipotiroidismo.

Si la glándula tiroidea está fabricando una cantidad excesiva de hormonas tiroideas (una afección que recibe el nombre de "hipertiroidismo"), la hipófisis fabricará menos TSH a fin de reducir la producción de dichas hormonas por parte de la glándula tiroidea.

Los síntomas del hipotiroidismo en los niños incluyen cansancio, piel seca, estreñimiento, enlentecimiento del crecimiento y retraso del desarrollo durante la pubertad. El hipertiroidismo puede provocar una pérdida inesperada de peso, frecuencia cardíaca rápida o irregular, sudoración, nerviosismo e irritabilidad.

Tanto si un niño padece hipotiroidismo como si padece hipertiroidismo, puede desarrollar bocio, un bulto en el cuello que resulta del agrandamiento de la glándula tiroidea. Ambas afecciones tienen tratamiento.

¿Para qué se usa?

La prueba de TSH se usa para evaluar el funcionamiento de la tiroides.

Usted podría necesitar una prueba de TSH si tiene síntomas de mucha hormona tiroides en la sangre (hipertiroidismo) o muy poca (hipotiroidismo).

Los síntomas del hipertiroidismo, también conocido como tiroides hiperactiva, incluyen:

- Ansiedad.
- Pérdida de peso.
- Temblores en las manos.
- Frecuencia cardíaca más rápida.
- Hinchazón.
- Protrusión de los ojos.
- Dificultad para dormir.

Los síntomas del hipotiroidismo, también conocido como tiroides hipoactiva, incluyen:

- Aumento de peso.
- Cansancio.
- Caída del cabello.
- Tolerancia baja a las temperaturas frías.
- Períodos menstruales irregulares.
- Estreñimiento.

¿Qué ocurre durante una prueba de TSH?

Un profesional de la salud toma una muestra de sangre de una vena de un brazo con una aguja pequeña. Después de insertar la aguja, extrae una cantidad pequeña de sangre que se coloca en un tubo de ensayo o frasquito. Tal vez sienta una molestia leve cuando la aguja se introduce o se saca, pero el procedimiento suele durar menos de cinco minutos.

¿Debo hacer algo para prepararme para la prueba?

La prueba de TSH no requiere ninguna preparación especial. Si su médico o profesional de la salud le pidió otros análisis, tal vez tenga que ayunar (no comer ni beber) por varias horas antes de la prueba. Su médico o profesional de la salud le dirá si debe seguir alguna instrucción especial.

¿Tiene algún riesgo esta prueba?

Los riesgos de un análisis de sangre son mínimos. Tal vez sienta un dolor leve o se le forme un moretón en el lugar donde se inserta la aguja, pero la mayoría de los síntomas desaparecen rápidamente.

¿Qué significan los resultados?

Tener niveles de TSH altos puede indicar que la tiroides no está produciendo suficiente hormona tiroidea (hipotiroidismo). Tener niveles de TSH bajos puede indicar que la tiroides está produciendo demasiada hormona tiroidea (hipertiroidismo). La prueba de TSH no explica por qué los niveles de TSH están demasiado altos o bajos. Si sus resultados son anormales, su médico o profesional de la salud probablemente pida pruebas adicionales para determinar la causa de su problema tiroideo, por ejemplo:
- Pruebas de hormona tiroidea T4.
- Pruebas de hormona tiroidea T3.
- Pruebas para diagnosticar la enfermedad de Graves, una enfermedad autoinmune que causa hipertiroidismo.
- Pruebas para diagnosticar la tiroiditis de Hashimoto, una enfermedad autoinmune que causa hipotiroidismo.

¿Debo saber algo más sobre la prueba de TSH?

Durante el embarazo, pueden ocurrir cambios en la tiroides. Generalmente no son significativos, pero algunas mujeres tienen enfermedad tiroidea durante el embarazo. El hipertiroidismo ocurre en aproximadamente uno de cada 500 embarazos, mientras que el hipotiroidismo ocurre aproximadamente en uno de cada 250 embarazos. El hipertiroidismo, y menos comúnmente el hipotiroidismo, pueden continuar después del embarazo. Si tiene un problema tiroideo durante el embarazo, su médico o profesional de la salud seguirá vigilándola después del parto. Si tiene antecedentes de enfermedad tiroidea, no deje de decírselo a su médico o profesional de la salud si está embarazada o piensa quedar embarazada.

1.1.7 HORMONA LUTEINIZANTE (LH)

La hormona luteinizante (LH o HL) u hormona luteoestimulante o lutropina es una hormona gonadotrópica de   naturaleza glucoproteica que,   al   igual   que la hormona foliculoestimulante o FSH, es producida por el lóbulo anterior de la hipófisis o glándula pituitaria.

En el hombre es la hormona que regula la secreción de testosterona, actuando sobre las células de Leydig en los testículos; y en la mujer controla la maduración de los folículos, la ovulación, la iniciación del cuerpo lúteo y la secreción de progesterona.

La LH estimula la ovulación femenina y la producción de testosterona masculina.

La LH, al igual que la FSH, es regulada por retroalimentación debido a la acción de esteroides sexuales y otras hormonas sobre la hipófisis.

Estructura: La LH es una glucoproteína dimérica (será), es decir, con dos unidades polipeptídicas, en la que cada unidad es una molécula de proteína con un azúcar unida a ella. Su estructura es similar a la de otras glucoproteínas

—FSH, TSH, hCG— en la que cada polipéptido recibe el nombre de alfa (α) y beta (β) y están conectadas una a la otra por enlaces disulfuro.

- La unidad alfa de la LH, FSH, TSH, y hCG son idénticas, y contienen 92 aminoácidos.

- La unidad beta, varía: la LH tiene una unidad beta con 121 aminoácidos y le confiere su función biológica específica por lo que es responsable por la interacción de la hormona con su receptor celular. La unidad beta de esta hormona tiene la misma secuencia de aminoácidos que la hormona hCG, y comparten el mismo receptor, sin embargo, la β-hCG contiene 24 aminoácidos adicionales y difiere de la LH en su composición de azúcares.

La diferencia en la composición de los oligosacáridos afecta la bioactividad y la velocidad de degradación. La vida media biológica de la LH es de 20 minutos, mucho más corta que la vida media de 3-4 horas de la FSH o las 24 horas de la HCG.

Función: En conjunto con otras gonadotropinas de la hipófisis, la hormona luteinizante es necesaria para funciones reproductivas (formación del cuerpo lúteo) de mamíferos, tanto en el macho como en la hembra. La liberación de HL de la glándula hipófisis es regulada por la producción pulsátil de la hormona liberadora de gonadotropinas (GnRH) proveniente del hipotálamo. Estos impulsos a su vez, están sujetos a la retroalimentación del estrógeno proveniente de las gónadas.

En la mujer: Tiene un papel importante en el proceso de la ovulación. Su acción se manifiesta sobre las células de la granulosa del folículo de Graaf del ovario. Para el momento de la menstruación, la FSH inicia el crecimiento folicular en el ovario, específicamente afectando a las células granulosas. Con la elevación de los estrógenos, se comienza la expresión de receptores para la LH sobre los folículos en desarrollo, los cuales empiezan a sintetizar una creciente cantidad de estradiol. Eventualmente, para el tiempo de la maduración del folículo, los niveles de estrógeno conllevan por medio de la participación del hipotálamo al efecto de retroalimentación positiva, con la liberación continua de LH durante un período de 24-48 horas. La LH induce la secreción rápida de hormonas esteroideas foliculares, que incluyen una pequeña cantidad de progesterona para la preparación del endometrio para una posible implantación lo que hace que el folículo se rompa y se transforme en el cuerpo lúteo residual y, por tanto, se produzca la expulsión del óvulo. La LH es necesaria para mantener la función del cuerpo lúteo en las primeras dos semanas. En caso de un embarazo, la función lútea continuará siendo mantenida por la acción de la hCG proveniente del recientemente establecido embarazo. La LH mantiene también a las células tecales del ovario con el fin de producir andrógenos y precursores hormonales para la producción de estradiol.

En el hombre: En el hombre, la hormona luteinizante lleva el nombre de hormona estimulante de las células intersticiales, estimula a las células de Leydig en la producción de testosterona, la cual ejerce funciones endocrinas e intratesticulares, tales como la espermatogénesis.

Otras funciones de la LH:

- Estimula la entrada de colesterol en las mitocondrias y su conversión en pregnenolona, primer precursor de las hormonas sexuales.
- Interviene en el aumento de las concentraciones de enzimas de esteroidogénesis, en particular de andrógenos, al aumentar la expresión de sus genes.

Niveles normales: Los niveles de la hormona luteinizante son altos en el momento del nacimiento por unos pocos meses y están normalmente bajas durante la infancia hasta la pubertad, y en las mujeres pasadas de la menopausia. Durante los años reproductivos, los valores típicos están entre 5-20 mIU/ml. Los niveles fisiológicos altos de LH se ven durante las subidas pico de LH de la ovulación, típicamente durando unas 48 horas, después de lo cual vuelven a sus valores normales. En el hombre adulto, se esperan valores entre 7 a 24 unidades internacionales por litro (UI/L). La determinación sanguínea de la hormona luteinizante es de utilidad en los estudios de fertilidad y en la planificación familiar.

Kit LH para la ovulación: La detección del pico de LH en el ciclo menstrual ha tenido utilidad para mujeres que desean saber exactamente cuándo ocurrió su ovulación. La LH puede ser detectada por predictores de ovulación, llamados Kit LH, usados diariamente con orina durante los días en que se espera que ocurra la ovulación.

Patologias: Elevación de la LH.

Los niveles persistentemente elevados de LH son un indicio de situaciones donde la restricción normal de la retroalimentación por parte de las gónadas está ausente o inhibida, causando la producción irrestringida por parte de la hipófisis, tanto de LH como FSH. Aunque ello es característico de la menopausia, es anormal en los años reproductivos, y pueden ser un signo de:

1. Menopausia precoz.
2. Disgénesia gonadal, Síndrome de Turner.
3. Castración.
4. Síndrome de Swyer.
5. Ciertas formas de hiperplasia suprarrenal congénita.
6. Insuficiencia testicular.
7. Anorquia.
8. Síndrome de Klinefelter.

Deficiencia de LH.

La secreción disminuida de LH puede resultar por insuficiencia gonadal (hipogonadismo), una condición típicamente manifiesta en hombres con una insuficiente producción normal en el número de espermatozoides. En mujeres se observa comúnmente la amenorrea. Otros trastornos que causan valores muy bajos de secreción de LH, incluyen:

1. Síndrome de Kallman.
2. Supresión hipotalámica.
3. Hipopituitarismo.
4. Desorden alimenticio.
5. Hiperprolactinemia.
6. Deficiencia de pollo.

7. Terapias de supresión gonadal.

¿Qué es una prueba de niveles de hormona luteinizante (HL)?

Esta prueba mide los niveles de hormona luteinizante (HL) en la sangre. La HL es producida por la glándula pituitaria o hipófisis, una glándula pequeña ubicada debajo del cerebro. La HL juega un papel importante en el desarrollo y el funcionamiento sexual.

- En las mujeres, la HL ayuda a controlar el ciclo menstrual. También desencadena la liberación del óvulo del ovario. Esto se conoce como ovulación. Los niveles de HL aumentan rápidamente justo antes de la ovulación.

- En hombres, la HL hace que los testículos produzcan testosterona, que es importante para la producción de espermatozoides. En los hombres, los niveles de HL normalmente no cambian mucho.

- En niños, los niveles de HL suelen ser bajos en la niñez temprana y empiezan a aumentar un par de años antes del comienzo de la pubertad. En las niñas, la HL les envía señales a los ovarios para que produzcan estrógeno. En los niños, les envía señales a los testículos para que produzcan testosterona.

El exceso y la insuficiencia de HL puede causar una variedad de problemas, como infertilidad (no poder quedar embarazada), dificultades menstruales, bajo deseo sexual en los hombres y pubertad precoz o tardía en los niños.

¿Para qué se usa?

La hormona luteinizante colabora estrechamente con otra hormona llamada hormona foliculoestimulante (FSH) para controlar las funciones sexuales. Por ello, la prueba de hormona foliculoestimulante se suele hacer junto con la prueba de HL. Estas pruebas se utilizan de diferentes maneras, dependiendo de si usted es una mujer, un hombre o un niño.

En las mujeres, estas pruebas generalmente se usan para:

- Averiguar la causa de la infertilidad
- Averiguar el momento de la ovulación, el momento en que usted tiene más probabilidad de quedar embarazada
- Averiguar la causa de períodos menstruales irregulares o interrumpidos
- Confirmar el inicio de la menopausia o la perimenopausia. La menopausia es el momento en la vida de una mujer en que los períodos menstruales cesan y ya no puede quedar embarazada. Suele comenzar alrededor de los 50 años. La perimenopausia es el período de transición antes de la menopausia. Puede durar varios años. Las pruebas de HL pueden hacerse hacia el final de esta transición.

En los hombres, estas pruebas generalmente se usan para:

- Averiguar la causa de la infertilidad.
- Averiguar el motivo de un bajo recuento espermático.
- Averiguar el motivo de un bajo deseo sexual.

En los niños, esta prueba por lo general se hace para diagnosticar pubertad precoz o tardía.

- La pubertad se considera precoz si comienza antes de los 9 años en las niñas, o antes de los 10 años en los varones.
- La pubertad se considera tardía si no ha comenzado para los 13 años en las niñas, y los 14 años en los varones.

¿Por qué necesito una prueba de LH?

Si es mujer, usted podría necesitar esta prueba si:

- No ha logrado quedar embarazada después de intentarlo durante 12 meses.
- Tiene ciclos menstruales irregulares.
- Sus períodos menstruales han parado. La prueba se puede usar para averiguar si usted ha pasado por la menopausia o está en la perimenopausia.

Si es hombre, podría necesitar esta prueba si:

- No ha logrado dejar embarazada a su pareja después de intentarlo durante 12 meses.
- Su deseo sexual ha disminuido.

Tanto los hombres como las mujeres podrían necesitar esta prueba si tienen síntomas de una enfermedad de la glándula pituitaria. Estos incluyen algunos de los síntomas mencionados anteriormente, así como:

- Fatiga.
- Debilidad.
- Bajar de peso.
- Disminución del apetito.

Su niño podría necesitar una prueba de HL si él o ella no parece estar comenzando la pubertad a la edad indicada (demasiado temprano o demasiado tarde).

¿Qué ocurre durante una prueba de niveles de LH?

El profesional de la salud toma una muestra de sangre de una vena de un brazo con una aguja pequeña. Después de insertar la aguja, extrae un poco de sangre y la coloca en un tubo de ensayo o frasquito. Tal vez sienta una molestia leve cuando la aguja se introduce o se saca, pero el procedimiento suele durar menos de cinco minutos.

¿Debo hacer algo para prepararme para la prueba?

Si usted es una mujer que no ha pasado por la menopausia, su profesional de la salud tal vez le programe la prueba en un momento específico de su ciclo menstrual.

¿Tiene algún riesgo esta prueba?

Los riesgos de un análisis de sangre son mínimos. Tal vez sienta un dolor leve o se le forme un moretón en donde se inserta la aguja, pero la mayoría de los síntomas desaparecen rápidamente.

¿Qué significan los resultados?

El significado de sus resultados depende de si usted es una mujer, un hombre o un niño.

Si es una mujer, los niveles de HL altos pueden significar que:

- No está ovulando: Si está en edad fértil, podría significar que tiene un problema en los ovarios. Si es una mujer mayor, podría significar que ha comenzado la menopausia o está en la perimenopausia.
- Tiene síndrome del ovario poliquístico (SOP): Trastorno hormonal común que afecta a las mujeres en edad fértil. Es una de las principales causas de infertilidad femenina.
- Tiene síndrome de Turner: Enfermedad genética que afecta el desarrollo sexual de las mujeres. A menudo causa infertilidad.

Si es mujer, los niveles de HL bajos podrían significar que:

- Su glándula pituitaria no está funcionando correctamente.
- Tiene un trastorno de la alimentación.
- Está malnutrida.

Si es hombre, los niveles de HL altos podrían significar que:

- Sus testículos han sido dañados por quimioterapia, radiación, infección o abuso de alcohol.
- Tiene síndrome de Klinefelter: Enfermedad genética que afecta el desarrollo sexual de los hombres. A menudo causa infertilidad.

Si es hombre, los niveles bajos de HL podrían significar que tiene una enfermedad de la glándula pituitaria o del hipotálamo, la región del cerebro que controla a la glándula pituitaria y otras funciones corporales importantes.

En los niños, los niveles de LH altos, junto con niveles altos de hormona foliculoestimulante, pueden significar que la pubertad está por comenzar o que ya ha comenzado. Si esto sucede antes de los 9 años en una niña o antes de los 10 años en un niño (pubertad precoz), puede ser un signo de:

- Enfermedad del sistema nervioso central.
- Lesión cerebral.

Los niveles bajos de HL y de hormona foliculoestimulante en niños pueden ser signo de pubertad tardía. La pubertad tardía puede ser causada por:

- Una enfermedad de los ovarios o los testículos.

- Síndrome de Turner en las niñas.

- Síndrome de Klinefelter en los niños.
- Infección.
- Deficiencia hormonal.
- Trastorno de la alimentación.

¿Debo saber algo más sobre la prueba de HL?

Hay una prueba que se puede hacer en el hogar para medir los niveles de hormona luteinizante en la orina. El kit detecta el aumento de HL que ocurre justo antes de la ovulación. Esta prueba le permite saber cuándo ovulará y cuándo tiene más probabilidades de quedar embarazada. Pero no debe usar esta prueba para prevenir el embarazo. No es confiable para este propósito.

3.1.9 PROLACTINA (PRL)

La prolactina es una hormona peptídica secretada por células lactotropas de la parte anterior de la hipófisis, la adenohipófisis, que estimula la producción de leche en las glándulas mamarias y la síntesis de progesterona en el cuerpo lúteo. Tiene una masa molecular aproximada a 22 500 daltons y su cadena polipeptídica consta de unos 199 residuos aminoácidos.

Las hormonas que tienen un efecto sinérgico son: los estrógenos, la progesterona y la GH. La succión del pezón durante la lactancia favorece la síntesis de mayor cantidad de esta hormona. Se regula por retroalimentación positiva.

La prolactina es una hormona que tiende a variar con facilidad dados determinados factores que aumenten o disminuyan el estrés. Los parámetros de sueño influyen en la secreción.

Funcion: mujeres

La prolactina aumenta la secreción de leche de la glándula mamaria. Entre sus efectos sobre las células de los alvéolos mamarios está un aumento de la síntesis de lactosa y una mayor producción de proteínas lácteas como la caseína y la lactoalbúmina. Si bien es cierto que la concentración de prolactina es elevada antes del parto, la secreción de leche solo tiene lugar después de este, dado que la elevada cantidad de estrógenos y progesterona en la mujer embarazada tiene un efecto inhibidor sobre la secreción láctea. Cuando los niveles de estas hormonas decaen después del embarazo, se produce la lactación.

La prolactina tiene también un efecto inhibitorio sobre la secreción de gonadotropinas, de manera que su hipersecreción puede provocar ausencia de la menstruación en la mujer.

En hombres:

En los varones el comportamiento de la prolactina puede afectar la función adrenal, el equilibrio electrolítico, desarrollo de senos, algunas veces galactorrea, decremento del libido e impotencia y afecta las funciones de la próstata, vesículas seminales y testículos. También, normalmente tras el coito con orgasmo, la prolactina sería una de las principales causales del período refractario (incluyendo muchas veces somnolencia.

Valores normales:

- Hombres: 2-18 ng/mL

- Mujeres que no estén embarazadas: 2.3-10 ng/mL
- Mujeres embarazadas: 4.5-29 ng/mL

Nota: ng/mL = nanogramos por mililitro.

Aunque estos valores pueden cambiar ligeramente. Para realizarse el examen es recomendable estar en ayunas después de 8 horas y haber estado despierto al menos 2 horas.

Aparte del embarazo, la causa más común de unos elevados niveles de prolactína en la sangre, lo que se denomina hiperprolactinemia, es la presencia de un prolactínoma, un tumor productor de prolactina en la glándula hipófisis. Los prolactínomas son los tumores de la hipófisis más frecuentes y en general son benignos. Son más frecuentes en la mujer, pero también pueden aparecer en hombres. Los síntomas que producen, si los producen, están relacionados con el exceso de prolactina y por tanto, la producción de leche en la mujer no embarazada, lo que se denomina galactorréa.

Patología:

Hiperprolactinemia: La Hiperprolactinemia es el aumento de los niveles de la hormona prolactina en sangre. La prolactina es una hormona sexual que cumple un papel fundamental durante la lactancia materna. Es liberada a la sangre por la glándula hipófisis como consecuencia de diversos estímulos (estrógenos, estrés, lactancia materna, sueño, etc.) Algunos de los trastornos que provocan Hiperprolactinemia son el déficit dopaminérgico en el SNC o si no, un tumor hipofisario.

Sintomas.

En la mujer

- Infertilidad.
- Amenorrea.
- Galactorrea.

- Disminución de la libido.
- Hirsutismo.

En el hombre

- Disfunción eréctil.
- Disminución de la libido.
- Oligospermia.
- Fatiga.

La Hiperprolactinemia afecta al 15 % de las mujeres con amenorrea u oligomenorrea, y al 33 % de las pacientes con infertilidad. Hasta un 25 % de pacientes con síndrome de ovario poliquístico (SOP) presentan Hiperprolactinemia. En estas mujeres, la Hiperprolactinemia parece ser consecuencia del incremento de la secreción de estrógenos. Los niveles elevados de prolactina inhiben la actividad GnRH por interacción con el sistema dopaminérgico e hipotalámico con

irregularidades menstruales o infertilidad debido a anovulación crónica o defectos en la fase lútea.

En cuanto al tratamiento, es dependiente de la causa. No necesitan tratamiento ciertas personas con un alto nivel de prolactina que presenten pocos o ninguna señal o síntoma. Las opciones para el tratamiento de tumores incluyen:

- Medicamentos recetados. La bromocriptina y la cabergolina disminuyen la producción de prolactina. Los medicamentos funcionan bien en la mayoría de las personas con prolactinomas y son los más utilizados en casos de tumores con un tamaño inferior a 10mm.

- Cirugía para extraer el tumor. Se puede recurrir a la cirugía si los medicamentos no son eficaces. A veces, se requiere cirugía si el tumor está afectando la vista, y sobre todo cuando tenemos tamaños grandes, es decir 10 mm o superior a este.

- Radiación. En casos poco comunes, si los medicamentos y la cirugía no han surtido efecto, se usa radiación para reducir el tumor.

La bromocriptina y la cabergolina también se usan para tratar la Hiperprolactinemia de causa desconocida. El hipotiroidismo se trata con una hormona tiroidea sintética, que debe hacer que el nivel de prolactina vuelva a ser normal. Si la causa del alto nivel de prolactina son medicamentos recetados, se puede optar por otros tipos de medicamentos.

Etiología:

- Tumores de la hipófisis.
- Drogas.
- Antagonistas del receptor de la dopamina.
- Depletadores de dopamina.
- Estrógenos.
- Hipotiroidismo primario (TRH).
- Compresión del tallo hipofisario.

Macroprolactinemia: Aumento de los niveles de prolactina que carece de efectos biológicos significativos.

Están demostrados los efectos sobre la libido masculina, ya que se detectan picos de esta hormona durante el periodo refractario tras el coito. Asimismo existen estudios experimentales en los que se añaden antagonistas de esta hormona evitándose así la existencia del periodo refractario.

¿Qué es una prueba de niveles de prolactina?
Esta prueba mide los niveles de prolactina (PRL) en la sangre. La prolactina es una hormona producida por la glándula pituitaria o hipófisis, una glándula pequeña

situada en la base del cerebro. La prolactina hace que los senos crezcan y produzcan leche materna durante el embarazo y después del parto. Es normal que los niveles de prolactina sean altos en las mujeres embarazadas y las madres nuevas. Los niveles son normalmente bajos para las mujeres no embarazadas y los hombres.

Si los niveles de prolactina están más altos de lo normal, en general puede significar que hay un tumor de la glándula pituitaria conocido como prolactinoma. Este tumor hace que la glándula produzca demasiada prolactina. El exceso de prolactina hace que los hombres y las mujeres que no están embarazadas o no están amamantando produzcan leche. En las mujeres, el exceso de prolactina también puede causar problemas menstruales e infertilidad (imposibilidad de quedar embarazada). En los hombres, puede disminuir el deseo sexual y causar disfunción eréctil, también conocida como impotencia, es decir, no poder tener o mantener una erección.

Los prolactinomas suelen ser benignos (no cancerosos). Pero si no se tratan, estos tumores pueden dañar los tejidos vecinos.

¿Para qué se usa?

La prueba de niveles de prolactina se suele usar para:

- Diagnosticar un prolactinoma (un tipo de tumor de la glándula pituitaria)
- Averiguar la causa de las irregularidades menstruales o la infertilidad de una mujer.
- Averiguar la causa del bajo deseo sexual o la disfunción eréctil de un hombre.

¿Por qué necesito una prueba de niveles de prolactina?

Usted podría necesitar esta prueba si tiene síntomas de un prolactinoma, como:

- Producir leche sin estar embarazada ni amamantando.
- Tener secreciones de los pezones.
- Dolores de cabeza.
- Cambios en la visión.

Otros síntomas son diferentes dependiendo si usted es mujer o hombre. Si es mujer, los síntomas también dependen de si ha pasado por la menopausia, el momento en la vida de una mujer en que los períodos menstruales cesan y ya no puede quedar embarazada. En general, comienza alrededor de los 50 años.

Algunos de los síntomas de un exceso de prolactina en mujeres que no han pasado por la menopausia son:

- Períodos menstruales irregulares
- Períodos que cesan por completo antes de los 40 años, o menopausia prematura
- Infertilidad
- Sensibilidad en los senos

Las mujeres que han pasado por la menopausia pueden no tener síntomas hasta que la afección empeora. A menudo, el exceso de prolactina después de la menopausia causa hipotiroidismo, es decir, producción insuficiente de hormona tiroidea. Algunos de los síntomas del hipotiroidismo son:

- Fatiga.
- Aumento de peso.
- Dolor muscular.
- Estreñimiento.
- Dificultad para tolerar temperaturas frías.

Algunos síntomas de un exceso de prolactina en hombres son:

- Secreción de los pezones.
- Agrandamiento de los senos.
- Bajo deseo sexual.
- Disfunción eréctil.
- Disminución del vello corporal.

¿Qué sucede durante una prueba de niveles de prolactina?

El profesional de la salud toma una muestra de sangre de una vena de un brazo con una aguja pequeña. Después de insertar la aguja, extrae un poco de sangre y la coloca en un tubo de ensayo o frasco. Tal vez sienta una molestia leve cuando la aguja se introduce o se saca, pero el procedimiento suele durar menos de cinco minutos.

¿Debo hacer algo para prepararme para la prueba?

Usted tendrá que hacerse la prueba unas tres o cuatro horas después de despertarse. Los niveles de prolactina cambian durante el día, pero suelen estar más altos temprano por la mañana.

Informe a su médico o profesional de la salud de los medicamentos que toma. Ciertos medicamentos pueden alterar los niveles de prolactina, por ejemplo, las píldoras anticonceptivas, los medicamentos para la presión arterial alta y los antidepresivos.

¿Tiene algún riesgo esta prueba?

Los riesgos de un análisis de sangre son mínimos. Tal vez sienta un dolor leve o se le forme un moretón en donde se inserta la aguja, pero la mayoría de los síntomas desaparecen rápidamente.

¿Qué significan los resultados?

Si sus resultados muestran niveles de prolactina más altos de la normal, podría significar que tiene:

- Un prolactinoma (un tipo de tumor de la glándula pituitaria)
- Hipotiroidismo
- Una enfermedad del hipotálamo, la región del cerebro que controla a la glándula pituitaria y otras funciones corporales
- Enfermedad del hígado

- Si sus resultados muestran que tienen niveles de prolactina altos, su médico podría pedir una resonancia magnética (RM) para examinar más de cerca su glándula pituitaria.
- Los niveles de prolactina altos se pueden tratar con medicamentos o con una cirugía. Si tiene preguntas sobre sus resultados, consulte con su médico o profesional de la salud.

3.1.10 PROGESTERONA (P4)

La progesterona, también conocida como P4 o pregn-4-en-3,20-diona, es una hormona esteroide C-21 involucrada en el ciclo menstrual femenino, el embarazo (promueve la *gestación*) y la embriogénesis, tanto en los seres humanos como en otras especies. La progesterona pertenece a una clase de hormonas llamadas progestágenos, y es el principal progestágeno humano de origen natural. Su fuente principal son el ovario (cuerpo lúteo) y la placenta, aunque también puede sintetizarse en las glándulas adrenales y en el hígado.

La progesterona es una de las hormonas sexuales que se desarrollan en la pubertad y en la adolescencia en el sexo femenino, actúa principalmente durante la segunda parte del ciclo menstrual, parando los cambios endometriales que inducen los estrógenos y estimulando los cambios madurativos, preparando así al endometrio para la implantación del embrión. Estos efectos también ocurren en las mamas. La progesterona también se encarga de engrosar y mantener sujeto al endometrio en el útero: cuando disminuye su concentración el endometrio se desprende, produciendo la menstruación. Es la hormona responsable del desarrollo de caracteres sexuales secundarios en una mujer, y sirve para mantener el embarazo.

Concentracion: En las mujeres, la concentración de progesterona es relativamente baja durante la fase preovulatoria del ciclo menstrual, sube después de la ovulación y se mantiene elevada durante la fase lútea, como muestra el diagrama. La concentración de progesterona tiende a ser <2 ng/ml antes de la ovulación y

\>5 ng/ml después de la ovulación. En el embarazo la concentración de progesterona se mantiene inicialmente en valores lúteos. Con el inicio del cambio lúteo-placentario en el embarazo la concentración empieza a subir y puede alcanzar los 100 o 200 ng/ml al término del embarazo. Se ha discutido si una disminución de progesterona es o no fundamental para la iniciación del parto y puede que esto sea dieferente entre especies. Después del parto y durante la lactancia la concentración de progesterona es muy baja.

Efectos: La progesterona ejerce su acción principal a través del receptor de progesterona intracelular, aunque también existe un receptor unido a membrana denominado PGRMC1 y que es responsable de varias alteraciones de la fertilidad, aunque aún es poco difundido.

Además, la progesterona es un antagonista muy potente del receptor de mineralcorticoides (el receptor de la aldosterona y otros mineralocorticoides). La progesterona previene la activación de los receptores de mineralcorticoides al unirse a estos receptores con una afinidad que supera incluso los de la aldosterona y otros corticosteroides, como el cortisol y la corticosterona.

La progesterona tiene una serie de efectos fisiológicos que son amplificados en la presencia de estrógenos. Los estrógenos a través de los receptores de estrógenos regulan al alza la expresión génica de los receptores de progesterona.

También, niveles elevados de progesterona reducen fuertemente la actividad de la aldosterona de retener sodio, resultando en natriuresis y una reducción en el volumen del líquido extracelular. Por otra parte, la abstinencia de progesterona es asociado con un aumento temporal en la retención de sodio (natriuresis reducido, con un incremento en el volumen del líquido extracelular) debido al incremento compensatorio en la producción de aldosterona, que lucha contra el bloqueo de los receptores de mineralocorticoides por los niveles previamente elevados de progesterona.

Sistema reproductor.

La progesterona tiene efectos claves vía una señalización no genómica en la esperma humana a medida que migran a través del tracto femenino antes de que la fertilización ocurra, aunque los receptores aún no han sido identificados. La caracterización detallada de los acontecimientos que ocurren en el esperma en respuesta a la progesterona ha elucidado ciertos eventos, incluyendo tránsitos de calcio intracelular y cambios mantenidos, oscilaciones lentas de calcio, ahora se piensa que posiblemente regulan la motilidad. Interesantemente la progesterona también ha demostrado producir efectos en los espermatozoides del pulpo.

La progesterona modula la actividad de los canales de cationes de los espermatozoides (CatSper) Ca^{2+}. Dado que los óvulos liberan progesterona, el espermatozoide podría usar la progesterona como señal de recalada para nadar hacia el óvulo (quimiotaxis). Por lo tanto, las sustancias que bloquean el sitio de unión de la progesterona en los canales CatSper podrían ser utilizado en la anticoncepción masculina.

La progesterona es a veces llamada la "hormona del embarazo", y tiene muchas funciones relacionadas el desarrollo del feto:

- La progesterona convierte el endometrio a su fase de secreción para preparar el útero para su implantación. Al mismo tiempo la progesterona afecta al epitelio vaginal y el moco cervical, haciéndolo espeso e impenetrable para el espermatozoide. Si no ocurre un embarazo, los niveles de progesterona disminuyen, dando lugar, en el humano, a la menstruación. El sangrado menstrual normal es debido a la abstinencia de progesterona. Si no ocurre una ovulación y el cuerpo lúteo no se desarrolla, los niveles de progesterona podrían ser bajos, llevando a una sangrado uterino disfuncional anovulatorio.
- Durante la implantación y gestación, la progesterona parece reducir la respuesta inmune maternal para permitir la aceptación del embarazo.
- La progesterona disminuye la contractilidad del músculo liso uterino.
- Una caída en los niveles de progesterona es, posiblemente, un paso que facilita el inicio del parto.

El feto metaboliza la progesterona placentaria en la producción de esteroides adrenales.

Sistema nervioso.

La progesterona, como la pregnenolona y dehidroepiandrosterona, pertenece al grupo de neuroesteroides. Puede ser sintetizado dentro del sistema nervioso central y también sirve como un precursor de otro importante neuroesteroide, la alopregnanolona.

Los neuroesteroides afectan el funcionamiento de las sinapsis, son neuroprotectores, y afectan la mielinización. Son investigados por su potencial de mejorar la memoria y habilidad cognitiva. La progesterona afecta la regulación de los genes apoptóticos.

Sus efectos como neuroesteroide funcionan predominantemente a través de la vía beta GSK-3, como un inhibidor. (Otros inhibidores beta GSK-3 incluyen estabilizadores del ánimo bipolares, litio y ácido valproico.)

¿Qué es la prueba de progesterona?

La prueba de progesterona mide el nivel de progesterona en la sangre. La progesterona es una hormona producida por los ovarios de una mujer. Juega un papel importante en el embarazo. Ayuda a que el útero esté listo para mantener un óvulo fertilizado. La progesterona también prepara los senos para que produzcan leche.

Los niveles de progesterona varían durante el ciclo menstrual de una mujer. Al principio, los niveles están bajos. Después de que los ovarios liberan un óvulo, aumentan. Si una mujer queda embarazada, los niveles de progesterona aumentan a medida que el cuerpo se prepara para apoyar el desarrollo del feto. Si no queda embarazada (el óvulo no se fertiliza), los niveles de progesterona bajan y comienza la menstruación.

En una mujer embarazada, los niveles de progesterona son aproximadamente 10 veces más altos que en una mujer no embarazada. Los hombres también producen progesterona, pero en cantidades mucho más bajas. En los hombres, la progesterona es producida por las glándulas suprarrenales y los testículos.

¿Para qué se usa?

La prueba de progesterona se usa para:

- Averiguar la causa de la infertilidad (incapacidad de tener hijos) de una mujer.
- Averiguar si está ovulando y cuándo.
- Averiguar el riesgo de un aborto espontáneo.
- Vigilar embarazos de alto riesgo.
- Diagnosticar un embarazo ectópico (un embarazo que se implanta fuera del útero). El feto no puede sobrevivir un embarazo ectópico. Es peligroso y puede poner en peligro la vida de una mujer.

¿Por qué necesito una prueba de progesterona?

Usted podría necesitar esta prueba si no logra quedar embarazada. La prueba de progesterona permite que el médico o profesional de la salud averigüe si usted está ovulando normalmente.

Si está embarazada, tal vez necesite esta prueba para comprobar la salud del embarazo. Su médico o profesional de la salud podría recomendarle una prueba de progesterona si usted está en riesgo de tener un aborto espontáneo o de tener otras complicaciones del embarazo. Su embarazo podría estar en riesgo si tiene síntomas como cólicos abdominales o sangrado, o antecedentes de abortos espontáneos.

¿Qué ocurre durante una prueba de progesterona?

Un médico o profesional de la salud toma una muestra de sangre de una vena de un brazo usando una aguja pequeña. Después de insertar la aguja, extrae una pequeña cantidad de sangre y la coloca en un tubo de ensayo o frasquito. Tal vez sienta una molestia leve cuando la aguja se introduce o se saca, pero el procedimiento suele durar menos de cinco minutos.

¿Debo hacer algo para prepararme para la prueba?

La prueba de progesterona no requiere ninguna preparación especial.

¿Tiene algún riesgo esta prueba?

Los riesgos de una prueba de sangre son mínimos. Tal vez sienta un dolor leve o se le forme un moretón en el lugar donde se inserta la aguja, pero la mayoría de los síntomas desaparecen rápidamente

¿Qué significan los resultados?

Si sus niveles de progesterona están más altos de lo normal, eso puede indicar que usted:

- Está embarazada.
- Tiene un quiste en los ovarios.
- Tiene un embarazo molar, un crecimiento en el abdomen que causa síntomas de embarazo.
- Tiene una enfermedad de las glándulas suprarrenales.
- Tiene cáncer de ovario.
- Sus niveles de progesterona podrían estar más altos todavía si está embarazada de dos o más bebés.

Si sus niveles de progesterona están más bajos de lo normal, eso puede indicar que usted:

- Tiene un embarazo ectópico.
- Tuvo un aborto espontáneo.
- No están ovulando normalmente; esto puede causar problemas de fertilidad.
- Si tiene preguntas sobre sus resultados, consulte con su médico o profesional de la salud.

¿Debo saber algo más sobre la prueba de progesterona?

Como los niveles de progesterona cambian durante el embarazo y el ciclo menstrual, tal vez sea necesario repetir la prueba varias veces.

3.1.11 ESTRADIOL (E2)

Qué es: La prueba del estradiol mide la concentración de la hormona estradiol en el torrente sanguíneo. El estradiol desempeña un papel fundamental en el desarrollo sexual. Se trata de la forma más importante de la hormona estrógeno. En las mujeres sexualmente maduras se fabrica, sobre todo, en los ovarios y también, aunque en cantidades más reducidas, en las glándulas suprarrenales. El estrógeno también se fabrica en la placenta durante el embarazo. Los hombres sexualmente maduros tienen concentraciones mucho más bajas de estradiol en sangre, hormona que fabrican en los testículos y las glándulas suprarrenales.

En las niñas, las concentraciones de estradiol son bajas. A medida que se acerca la pubertad (generalmente, entre los 8 y 14 años), la hipófisis, una glándula ubicada justo en la base del cerebro, secreta dos hormonas (la lutropina y la folitropina). Estas dos hormonas actúan conjuntamente para estimular la fabricación de estradiol en los ovarios. El aumento de la producción de estradiol es responsable, en gran medida, del desarrollo de los senos, del crecimiento de los genitales y de los cambios en la distribución de la grasa corporal que experimentan las niñas durante la pubertad.

Puesto que las hormonas sexuales humanas colaboran tan estrechamente entre sí, los médicos suelen solicitar la prueba del estradiol junto con las pruebas de la lutropina, la folitropina, la testosterona (la hormona sexual masculina, aunque las mujeres adolescentes y adultas también la fabrican) y la progesterona (la hormona sexual que prepara al cuerpo para el embarazo). Considerados conjuntamente, estos resultados suelen dar un panorama general más completo del grado de madurez sexual de sus pacientes. Además, ayudan a los médicos a diagnosticar enfermedades que provocan desequilibrios en las hormonas sexuales.

Por qué se hace: Los médicos pueden solicitar una prueba de estradiol si una muchacha parece estar iniciando la pubertad antes o después de lo esperado. Las concentraciones altas se asocian a pubertad precoz (o temprana), mientras que las concentraciones bajas indican un desarrollo sexual tardío.

Las concentraciones de estradiol en sangre también ofrecen información importante sobre el funcionamiento de los ovarios. Esto puede ayudar a los médicos a evaluar los problemas menstruales, como el sangrado anómalo y la ausencia de periodos menstruales. Esta prueba también se utiliza en ambos géneros para evaluar la presencia de lesiones o enfermedades en los testículos, los ovarios o las glándulas suprarrenales.

La prueba del estradiol también se puede utilizar para supervisar el avance de un embarazo, en los tratamientos de fertilidad y para evaluar los síntomas de la menopausia.

Preparación: Para someterse a esta prueba, no es necesario realizar ningún tipo de preparación. Si el día del análisis le pone a su hijo camisa o camiseta de manga corta, facilitará mucho las cosas, tanto a su propio hijo como al personal que le haga la extracción de sangre.

El procedimiento: Por lo general, un profesional de la salud extraerá la sangre a partir de una vena. Primero, limpia la superficie de la piel con un antiséptico y coloca una goma elástica (que hará de torniquete) en la parte superior del brazo para ejercer presión y conseguir que las venas se hinchen y se llenen de sangre.

A continuación, inserta una aguja en el interior de una vena (generalmente en la cara interna del codo o en el dorso de la mano) y la sangre se recoge en un vial o en una jeringuilla. Después del procedimiento, se retira la goma elástica. Una vez recogida la sangre, se extrae la aguja y, para detener el sangrado, se cubre el área del pinchazo con un trocito de algodón, que se tapa con una tirita o un apósito. La extracción de sangre para llevar a cabo esta prueba sólo dura unos pocos minutos.

Qué esperar: La extracción de una muestra de sangre solo provoca molestias de carácter temporal y lo único que se siente es un breve pinchazo. Después de la extracción, es posible que aparezca un pequeño moretón, que debería desaparecer en pocos días.

Obtención de los resultados: La muestra de sangre se procesará utilizando una máquina. Los resultados suelen estar disponibles al cabo de pocos días.

Riesgos: La prueba del estradiol se considera un procedimiento seguro. De todos modos, como ocurre en muchas pruebas médicas, pueden ocurrir algunos problemas durante la extracción de sangre, como los siguientes:

- Desmayos o mareos
- Hematoma (acumulación de sangre bajo la piel que provoca un bulto y/o un moretón)
- Dolor provocado por múltiples pinchazos cuando al técnico le cuesta encontrar la vena.

Resultados normales

Los resultados pueden variar, dependiendo del sexo y la edad de la persona.

- Hombres - de 10 a 50 pg/mL (de 36.7 a 183.6 pmol/L)

- Mujeres (premenopáusicas) - de 30 a 400 pg/mL (de 110 a 1468.4 pmol/L)

- Mujeres (posmenopáusicas) - de 0 a 30 pg/mL (de 0 a 110 pmol/L)

Los rangos de los valores normales pueden variar ligeramente entre diferentes laboratorios. Algunos laboratorios utilizan diferentes mediciones o analizan muestras diferentes. Hable con el médico acerca del significado del resultado específico de su examen.

Significado de los resultados anormales

Los trastornos que se asocian con resultados anormales estradiol abarcan:

- Pubertad temprana (precoz) en las niñas.

- Crecimiento anormal de las mamas en los hombres (ginecomastia)..
- Falta de periodos en las mujeres (amenorrea).
- Disminución de la función de los ovarios (hipofunción ovárica).
- Problema con los genes, como el síndrome de Klinefelter, el síndrome de Turner.
- Pérdida rápida de peso o porcentaje bajo de grasa corporal.

3.1.12 CORTISOL EN SUERO.

¿Qué es la prueba de cortisol?

El cortisol es una hormona que tiene un efecto en prácticamente todos los órganos y tejidos del cuerpo. Desempeña un papel importante ayudando a:

- Responder al estrés.
- Combatir las infecciones.
- Regular el nivel de azúcar en la sangre.
- Mantener la presión arterial.
- Regular el metabolismo, el proceso por el cual el cuerpo utiliza los alimentos y la energía.

El cortisol es producido por las glándulas suprarrenales, dos glándulas pequeñas situadas encima de los riñones. La prueba de cortisol mide el nivel de cortisol en la sangre, la orina o la saliva. Los análisis de sangre son la manera más común de medir el nivel de cortisol. Si los niveles de cortisol están demasiado altos o bajos, eso podría significar que usted tiene un trastorno de las glándulas suprarrenales. Si estos trastornos no se tratan, pueden ser graves.

Otros nombres: cortisol urinario, cortisol salival, cortisol libre, prueba de supresión con dexametasona, DST, prueba de estimulación de ACTH, cortisol en sangre, cortisol plasmático, plasma.

¿Para qué se usa?

La prueba de cortisol se usa para diagnosticar trastornos de las glándulas suprarrenales. Estos incluyen el síndrome de Cushing, que hace que el cuerpo produzca demasiado cortisol, y la enfermedad de Addison, que hace que el cuerpo no produzca suficiente cortisol.

¿Por qué necesito una prueba de cortisol?

Usted podría necesitar una prueba de cortisol si tiene síntomas del síndrome de Cushing o la enfermedad de Addison.

Algunos de los síntomas del síndrome de Cushing son:

- Obesidad, especialmente en el torso.
- Presión arterial alta.
- Niveles altos de azúcar en la sangre.
- Rayas de color púrpura en el estómago.
- Piel que se amorata fácilmente.
- Debilidad muscular.
- Las mujeres pueden tener períodos menstruales irregulares y exceso de vello en la cara.

Algunos síntomas de la enfermedad de Addison son:

- Pérdida de peso
- Cansancio
- Debilidad muscular
- Dolor abdominal
- Parches de piel oscura
- Presión arterial baja

* Náuseas y vómitos
* Diarrea
* Disminución del vello corporal

Usted también podría necesitar una prueba de cortisol si tiene síntomas de una crisis suprarrenal, una afección potencialmente mortal que puede ocurrir cuando los niveles de cortisol están extremadamente bajos. Algunos de los síntomas de una crisis suprarrenal son:

* Presión arterial muy baja
* Vómitos intensos
* Diarrea intensa
* Deshidratación
* Dolor repentino e intenso en el abdomen, la parte inferior de la espalda y las piernas
* Confusión
* Pérdida del conocimiento

¿Qué ocurre durante una prueba de cortisol?

La prueba de cortisol suele consistir en un análisis de sangre. Durante la prueba, el profesional de la salud toma una muestra de sangre de una vena de un brazo con una aguja pequeña. Después de insertar la aguja, extrae una pequeña cantidad de sangre que coloca en un tubo de ensayo o frasquito. Tal vez sienta una molestia leve cuando la aguja se introduce o se saca, pero el procedimiento suele durar menos de cinco minutos.

Como los niveles de cortisol cambian durante el día, el momento de la prueba de cortisol es importante. La prueba de cortisol en la sangre se suele hacer dos veces al día, una vez por la mañana, cuando los niveles de cortisol están más altos, y otra vez alrededor de las cuatro de la tarde, cuando están mucho más bajos.

El cortisol también se puede medir en la orina o saliva. Para la prueba de cortisol en la orina, su médico o profesional de la salud podría pedirle que recoja toda la orina durante 24 horas. Esto se conoce como análisis de una muestra de orina de 24 horas. Se utiliza porque los niveles de cortisol varían durante el día. Para esta prueba, el profesional de la salud o el personal del laboratorio le dará un recipiente para juntar la orina e instrucciones para recoger y almacenar las muestras. Recoger la muestra de orina de 24 horas incluye generalmente los siguientes pasos:

- Orine por la mañana en el inodoro y tire la cadena. Anote la hora
- Durante las 24 horas siguientes, guarde toda la orina en el recipiente provisto
- Guarde el recipiente de orina en el refrigerador o en una nevera portátil con hielo
- Siga las instrucciones para llevar o enviar el recipiente con la muestra al consultorio de su médico o al laboratorio
- La prueba de cortisol en la saliva se suele hacer en el hogar tarde por la noche cuando los niveles de cortisol están más bajos. Su médico o profesional de la salud le recomendará o dará un kit para esta prueba. El kit probablemente incluya un hisopo para recolectar la muestra y un recipiente para almacenarla. Los pasos generalmente incluyen lo siguiente:
- No coma, beba ni se cepille los dientes de 15 a 30 minutos antes de la prueba
- Recoja la muestra entre las 11 de la noche y la medianoche o como se lo indique su médico o profesional de la salud
- Colóquese el hisopo en la boca
- Ruede el hisopo en la boca por unos 2 minutos para que se cubra con saliva
- No toque la punta del hisopo con los dedos
- Coloque el hisopo en el recipiente del kit y envíelo de vuelta siguiendo las instrucciones de su profesional médico

¿Debo hacer algo para prepararme para la prueba?

Como el estrés puede elevar los niveles de cortisol, antes de la prueba tal vez tenga que descansar. Para la prueba en la sangre deberá hacer citas en dos momentos diferentes del día. Las pruebas de 24 horas de orina y saliva se hacen en el hogar. Asegúrese de seguir todas las instrucciones de su médico o profesional de la salud.

¿Tiene algún riesgo esta prueba?

Los riesgos de un análisis de sangre son mínimos. Tal vez sienta un dolor leve o se le forme un moretón en el lugar donde se inserta la aguja, pero la mayoría de los síntomas desaparecen rápidamente. Las pruebas de orina y saliva no tienen ningún riesgo conocido.

¿Qué significan los resultados?

Los niveles altos de cortisol podrían significar que usted tiene el síndrome de Cushing, mientras que los niveles bajos podrían significar que tiene la enfermedad de Addison u otro tipo de trastorno de las glándulas suprarrenales. Si los resultados de cortisol no son normales, eso no significa necesariamente que usted tenga un problema médico que requiere tratamiento. Otros factores, como una infección, el estrés o el embarazo pueden afectar los resultados. Las píldoras anticonceptivas y algunos medicamentos también pueden afectar los niveles de cortisol. Para comprender el significado de sus resultados, consulte con su médico o profesional de la salud.

¿Debo saber algo más sobre la prueba de cortisol?

Si sus niveles de cortisol no son normales, su médico o profesional de la salud probablemente pida más pruebas para establecer el diagnóstico. Estas pruebas pueden incluir otros análisis de sangre y orina y estudios por imágenes como una tomografía computarizada (TC) o una resonancia magnética (RM), que permiten que el médico examine las glándulas suprarrenales la hipófisis (glándula pituitaria).

3.2 PERFIL HORMONAL MASCULINO.

¿Qué es un perfil hormonal masculino?

El perfil andrológico hombre es un análisis clínico que puede mide los niveles de las hormonas masculinas. Testosterona Total: Mide la cantidad total de la hormona masculina testosterona en la sangre. La testosterona se produce en los testículos y en las glándulas suprarrenales.

3.2.1 TESTOSTERONA.

¿Qué es una prueba de niveles de testosterona?

La testosterona es la principal hormona sexual en los hombres. Durante la pubertad de un niño, la testosterona causa el crecimiento del vello corporal, el desarrollo muscular y la profundización de la voz. En los hombres adultos, controla el deseo sexual, mantiene la masa muscular y ayuda a producir esperma. Las mujeres también tienen testosterona en el cuerpo, pero en cantidades mucho más bajas.

Esta prueba mide los niveles de testosterona en la sangre. La mayor parte de la testosterona en la sangre está unida a las proteínas. La testosterona que no está unida a una proteína se llama testosterona libre. Hay dos tipos principales de pruebas de testosterona:

- **Testosterona total:** Mide la testosterona unida y la libre

- **Testosterona libre:** Mide solo la testosterona libre. La testosterona libre puede dar más información sobre ciertas afecciones médicas

Los niveles de testosterona demasiado bajos (t baja) o altos (t alta) pueden causar problemas de salud tanto en los hombres como en las mujeres.

Otros nombres: testosterona en suero, testosterona total, testosterona libre, testosterona biodisponible

¿Para qué se usa?

La prueba de niveles de testosterona puede usarse para diagnosticar varios problemas, entre ellos:

- Disminución del deseo sexual en hombres y mujeres
- Infertilidad en hombres y mujeres
- Disfunción eréctil en hombres
- Tumores en los testículos en hombres
- Pubertad temprana o retrasada en niños
- Exceso de crecimiento de vello corporal y desarrollo de rasgos masculinos en mujeres
- Períodos menstruales irregulares.

¿Por qué necesito una prueba de testosterona?

Usted podría necesitar esta prueba si tiene síntomas de niveles anormales de testosterona. En los hombres adultos, se pide principalmente si hay síntomas de niveles bajos de testosterona. En las mujeres, se pide principalmente si hay síntomas de niveles altos de testosterona.

Los síntomas de los niveles bajos de testosterona en hombres incluyen:

- Bajo deseo sexual
- Dificultad para tener una erección
- Desarrollo de tejido mamario
- Problemas de fertilidad
- Caída del cabello
- Huesos débiles

- Pérdida de masa muscular

Los síntomas de niveles altos de testosterona en mujeres incluyen:

- Exceso de crecimiento de vello corporal y facial
- Profundización de la voz
- Irregularidades menstruales
- Acné
- Aumento de peso

Los niños también pueden necesitar una prueba de niveles de testosterona. En los niños, la pubertad tardía puede ser un síntoma de testosterona baja, mientras que la pubertad temprana puede ser un síntoma de una t alta.

¿Qué sucede durante una prueba de niveles de testosterona?

Un médico o profesional de la salud toma una muestra de sangre de una vena de un brazo usando una aguja pequeña. Después de insertar la aguja, extrae una pequeña cantidad de sangre y la coloca en un tubo de ensayo o frasquito. Tal vez sienta una molestia leve cuando la aguja se introduce o se saca, pero el procedimiento suele durar menos de cinco minutos.

¿Debo hacer algo para prepararme para la prueba?

La prueba de niveles de testosterona no requiere ninguna preparación especial.

¿Tiene algún riesgo esta prueba?

Los riesgos de una prueba de sangre son mínimos. Tal vez sienta un dolor leve o se le forme un moretón en el lugar donde se inserta la aguja, pero la mayoría de los síntomas desaparecen rápidamente.

¿Qué significan los resultados?

Los resultados significan cosas diferentes dependiendo de si el paciente es un hombre, una mujer o un niño.

Hombres:

- Los niveles altos de testosterona pueden indicar un tumor en los testículos o las glándulas suprarrenales. Las glándulas suprarrenales están encima de los riñones y controlan la frecuencia cardíaca, la presión arterial y otras funciones del cuerpo
- Los niveles bajos de testosterona pueden indicar una enfermedad genética o crónica, o un problema con la glándula pituitaria. La hipófisis es un órgano pequeño en el cerebro que controla muchas funciones, por ejemplo, el crecimiento y la fertilidad.

En mujeres:

- Los niveles altos de testosterona pueden indicar una afección llamada síndrome de ovario poliquístico (SOP). El SOP es un trastorno hormonal común que afecta a las mujeres en edad fértil. Es una de las principales causas de infertilidad femenina
- También puede indicar cáncer de ovario o de las glándulas suprarrenales
- Los niveles bajos de testosterona son normales, pero los niveles extremadamente bajos pueden indicar enfermedad de Addison, un trastorno de la glándula pituitaria
- En hombres:
- Los niveles altos de testosterona pueden indicar cáncer en los testículos o las glándulas suprarrenales

- Los niveles bajos de testosterona en los niños pueden indicar otro problema con los testículos, incluso una lesión
- Si los resultados no son normales, eso no significa necesariamente que usted tenga un problema médico que requiere tratamiento. Ciertos medicamentos, así como el alcoholismo, pueden afectar los resultados. Si tiene preguntas sobre sus resultados, consulte con su médico o profesional de la salud.

¿Debo saber algo más sobre la prueba de niveles de testosterona?

Para los hombres con diagnóstico de niveles bajos de testosterona, puede ser beneficioso tomar suplementos de testosterona, según lo recete el médico o profesional de la salud. Los suplementos de testosterona no se recomiendan para hombres con niveles normales de testosterona. No hay evidencia que ofrezcan algún beneficio y, de hecho, pueden ser perjudiciales para los hombres sanos.

3.3.1 PERFIL METABOLICO NEONATAL

Con este examen clínico es posible detectar la hormona estimulante tiroidea neonatal (TSH neonatal) y es una herramienta útil en el diagnóstico de hipotiroidismo congénito, el cual es probablemente una de las causas más comunes de retraso mental.

DEFINICIONES OPERACIONALES

Caso normal: Todo recién nacido con reusltados de TSH (en gota de sangre en papel filtro) dentro del punto de corte del laboratorio que procesa la muestra.

Caso sospechoso: Recién nacido con resultado de TSH (en gota de sangre en papel filtro) por arriba del punto de corte del laboratorio que procesa la muestra, que requiere la solicitud de una segunda muestra y/o la confirmación del caso para HC.

Caso confirmado para HC: Recién nacido identificado como sospechoso, con resultado del perfil tiroideo con concentración de TSH mayor de 4.0 µU/ml (micro unidades por ml de suero) y la concentración de tiroxina libre menor de 0.8 ng/dl (nanogramos por decilitro de suero).

Prueba confirmatoria: Es el grupo de métodos de laboratorio y gabinete específicos y sensibles cuyo objetivo es la confirmación del diagnóstico, como es el perfil tiroideo. Pruebas complementarias confirmatorias: Es el conjunto de estudios que nos permiten conocer las consecuencias de la alteración de la glándula tiroides como la radiografía de mano y la gammagrafía con TC99m.

Caso no confirmado: Es el recién nacido sospechoso que no fue localizado o al que no se le pudo realizar la prueba confirmatoria por fallecimiento o la renuencia de los padres a la realización de los estudios.

Caso no localizado: Es el recién nacido sospechoso que no se encontró geográficamente y/o no se contactó, para la realización de los estudios por datos equivocados, cambio de domicilio o migración.

Caso Falso Positivo: Es el caso con resultado sospecho cuyo perfil tiroideo tiene un resultado normal. Caso Falso negativo: Es el caso con resultado normal que en el primero o segundo mes de vida presenta datos clínicos de HC y el perfil tiroideo con concentración de TSH mayor de 4.0 µU/ml (micro unidades por ml de suero) y la concentración de tiroxina libre menor de 0.8 ng/dl (nanogramos por decilitro de suero).

Seguimiento: Proceso en el cual se ratifica el diagnóstico, los casos positivos confirmados se ingresan a control y tratamiento en una unidad de atención médica para evaluación continua y periódica a cargo del médico pediatra, endocrinólogo pediatra y/o médico general, todos, previamente capacitados. Este proceso debe realizarse con oportunidad para asegurar la limitación del daño y evitar las secuelas más graves; esto incluye ofrecer rehabilitación para la readaptación de condiciones físicas y cognitivas.

Diagnóstico y tratamiento del Hipotiroidismo congénito: Cuando el laboratorio que procesa las muestras obtiene un resultado verificado de TSH fuera del punto de corte establecido como normal de acuerdo a cada laboratorio, se debe solicitar una segunda muestra y/o prueba confirmatoria.

Lineamientos para caso sospechoso de HC

- En el caso de que los tiempos lo permitan, se solicita una segunda muestra ante un resultado de TSH fuera del punto de corte establecido como normal de acuerdo a cada laboratorio.

- La segunda muestra se envía a la brevedad posible en un plazo no mayor de 7 días para su análisis.

- Se envían por separado del paquete ordinario de muestras y rotuladas como URGENTE con tinta roja.

- El procesamiento de estas muestras es "urgente", máximo en cuatro días hábiles.

- Si existen dificultades para obtener y/o enviar una segunda muestra, se le debe hacer un perfil tiroideo o iniciar de inmediato el tratamiento en caso de fuerte sospecha diagnóstica.

- Preferentemente y para incidir en la oportunidad diagnóstica y terapéutica, ante un resultado sospechoso, en lugar de enviar segunda muestra, se realizará el perfil tiroideo.

Lineamientos para confirmar un caso de hipotiroidismo congénito

Es el caso identificado como sospechoso y el resultado de perfil tiroideo indica que la concentración de TSH es mayor de 4.0 µU/ml y la concentración de tiroxina libre es menor de 0.8 ng/dl, se trata de un caso de hipotiroidismo.

Para la confirmación de HC, es necesario realizar las siguientes pruebas:

- Perfil tiroideo, por punción venosa, tomar una muestra de 4 ml de sangre (2 ml de suero), se determina tirotropina (TSH), tiroxina total (T4t) y tiroxina libre (T4L). Se trata de un caso de HC cuando los resultados indican: TSH mayor de 4.0 µU/ml., Tiroxina libre (T4l) menor de 0.8 ng/dl, Tiroxina total (T4t) menor de 4 ug/dl.

- Si existe la posibilidad, hacer gammagrafía de tiroides con tecnecio-99m (Tc-99m), para conocer la ubicación y cantidad de tejido tiroideo.

- Evaluar edad ósea mediante radiografía antero posterior de rodilla (la edad ósea retrasada es un dato de HC que indica el grado de deficiencia de las hormonas tiroideas, está más atrasada en los casos de agenesia tiroidea y menos o incluso normal en los casos de tiroides ectópica y en el hipotiroidismo transitorio).

- Cuando los estudios confirmatorios resultan negativos, se trata de un caso falso positivo del proceso de tamizaje, la niña o el niño se refiere a la unidad de salud primaria para continuar con el control de su nutrición, crecimiento y desarrollo.

- Es importante considerar que un pequeño número de casos "falsos negativos ", son los que presentan incremento tardío de TSH (son pacientes con HC, con bajo peso al nacer o cursan con otra enfermedad o le aplicaron esteroides a altas dosis en los primeros días de vida), o se trata de hipotiroidismo secundario, terciario o bien disminución paulatina de la función tiroidea en los primeros meses de vida (Algunos casos con ectopia tiroidea o Sx de Down).

- Ante la mínima sospecha de HC, se debe de hacer la exploración clínica y perfil tiroideo (TSH, T4t y T4 libre), aún ante el antecedente de tamiz negativo y reportar el caso a la coordinación estatal y nacional.

La glándula tiroides y las hormonas tiroideas

La tiroides es una glándula endócrina que produce y secreta las hormonas tiroideas tiroxina y triyodotironina, estas hormonas controlan el desarrollo del embrión y el metabolismo en todas las etapas de la vida. La falta absoluta o relativa de hormonas tiroideas da origen a la disminución de la función de todos los sistemas que en casos graves puede llevar al paciente al coma con mixedema y eventualmente la muerte.

La tiroides es una glándula lobulada en forma de mariposa que se localiza en la parte anterior del cuello, detrás del cartílago tiroides, y a los lados de la traquea; está formada por dos lóbulos (derecho e izquierdo), unidos por un istmo, está cubierta por una cápsula fibrosa, tiene un peso de 10 a 20 g., el cual está relacionado con la ingesta de yodo.

La glándula tiroides inicia su formación en las primeras semanas de gestación, una embriogénesis defectuosa origina disgenesia tiroidea que puede ser:

- Agenesia (ausencia completa de la glándula), P Hipoplasia (glándula de menor tamaño), P Ectopia (localización anormal de la glándula).

- Dishormogénesis (hay tejido tiroideo pero presenta defecto en la síntesis de hormonas tiroideas).

Hacia el final de la vida intrauterina y durante el período neonatal, las hormonas tiroideas son esenciales para el crecimiento y desarrollo del sistema nervioso y esquelético. La falta de hormona tiroidea intrauterina es de graves consecuencias ya que origina retraso de la maduración ósea; la falta de tratamiento en los primeros meses de vida de las niñas y niños afectados, ocasiona retraso mental irreversible.

La glándula tiroides está constituida por folículos que son la unidad anatómica y funcional, de 30 a 40 folículos forman pequeños lóbulos. En el centro del folículo se encuentra la tiroglobulina (Tg), que es secretada en el coloide donde se almacenan y forman las hormonas tiroideas.

Acciones de las hormonas tiroideas.

La producción de las hormonas tiroideas requiere de una adecuada ingesta de yodo en la dieta (la cantidad recomendada es de 150 µg/día para el adulto y 200 µg/día para la mujer embarazada). La mayor cantidad del yodo se concentra en las células foliculares que lo incorporan como componente esencial para la producción de hormonas tiroideas tiroxina y triyodotironina (T3 y T4), hormonas que tienen un importante papel en el metabolismo energético para el crecimiento y desarrollo normal de los niños.

Las hormonas tiroideas T3 y T4 liberadas al torrente sanguíneo son transportadas por proteínas, una globulina (TBG), transtiretina y albúmina, las hormonas no unidas o libres son las hormonas activas, el eje hipotálamohipófisis-tiroides es el responsable de mantener los valores normales de hormonas libres.

La tiroides produce mayor cantidad de tiroxina (T4), hormona que tiene menor actividad funcional que la T3, además la tiroxina es deiodinada para producir T3 que es la hormona funcionalmente activa. El 80 a 90 % de la T3 es producida por tejidos periféricos.

Principales acciones de las hormonas tiroideas

- Son esenciales para la formación y maduración del sistema nervioso central que se completa hasta los 2 a 3 años de vida.

- La acción de mayor importancia es dentro del núcleo a nivel del DNA (efectos genómicos), en la mitocondria y la membrana celular.

- Su acción es en todos los tejidos, como se observa en el cretinismo endémico es la forma más grave del HC; los niños presentan retraso mental, sordera, alteración de la vía piramidal, disfunción extrapiramidal con diaplejía espástica o cuadriplejía y microcefalia.

- Regulan el metabolismo basal del organismo, tiene efectos calorigénicos y de termorregulación.

- Por su acción el corazón puede latir más rápido, con mayor fuerza y con incremento del volumen latido cardiaco.

- Estimulan el metabolismo del nitrógeno, de los lípidos, del agua, los electrolitos y de los carbohidratos.

- La función tiroidea está regulada por el eje hipotálamo-hipófisis-tiroides; la hipófisis anterior secreta la TSH, que a su vez está regulada por las hormonas tiroideas que se encuentran en la circulación.

Fisiología de la tiroides del recién nacido de término y prematuro

En el momento del nacimiento, en el recién nacido a término ocurren marcados cambios en la fisiología tiroidea, uno de los más dramáticos es el incremento brusco de la TSH sérica, que ocurre dentro de los primeros 30 minutos de la vida extra-uterina, puede llegar a concentraciones de 60 a 70 uUI/ml que originan una marcada estimulación de la tiroides con incremento sérico de T3 y T4, incremento requerido para la síntesis de las proteínas y la termogénesis.

Posterior a los cambios agudos en el periodo neonatal se produce una lenta y progresiva disminución de T4, T4L, T3 y TSH.

En el neonato prematuro, presenta una relativa inmadurez del eje hipotálamohipófisis-tiroides con disminución transitoria de T4, que se corrige espontáneamente en el transcurso de 4 a 8 semanas que no requiere tratamiento.

Hipotiroidismo Congénito

El hipotiroidismo congénito primario es una enfermedad endócrina que se presenta desde el nacimiento, como consecuencia de la deficiencia absoluta o relativa de hormonas tiroideas durante la etapa intrauterina o bien al momento del nacimiento.

El hipotiroidismo congénito de acuerdo a su origen se clasifica en:

1. Hipotiroidismo congénito primario (HCP), es la insuficiencia para la síntesis de hormonas tiroideas por alteración primaria de la glándula tiroides, con un eje hipotálamo-hipófisis íntegro y constituye la mayoría de los casos de HC.

2. Hipotiroidismo congénito secundario (deficiencia a nivel hipofisiario).

3. Hipotiroidismo terciario. (deficiencia de estimulación por TSH, por problema a nivel hipotalámico, con una glándula tiroides estructural y funcionalmente íntegra).

El hipotiroidismo primario puede ser de dos tipos:

- Permanente: por disgenesia tiroidea (Agenesia, hipoplasia y ectopia) o por alteración bioquímica (Dishormogénesis).

- Transitorio: (iatrogenia, deficiencia de yodo).

Las causas de hipotiroidismo congénito primario permanente son:

- Agenesia: Es la ausencia de tejido tiroideo funcional; se presenta en el 40% de los casos.

- Hipoplasia: Es un deficiente desarrollo de la glándula tiroides, el tejido existente es pequeño llamado "nódulo tiroideo".

- Ectopia: El tejido funcional de localización extracervical se asocia con hipoplasia; la más frecuente es el "nódulo sublingual"; el 50-60% de HCP se debe a esta alteración.

- Dishormogénesis: Existe tejido tiroideo; presenta defecto parcial o total en los procesos bioquímicos de síntesis y secreción de hormonas tiroideas. Se presenta en el 5% de los casos.

Manifestaciones clínicas del hipotiroidismo congénito.

 Independientemente de la causa del HCP, el cuadro clínico del HC es el mismo. Al momento del nacimiento menos del 5 % de los recién nacidos presentan signos y síntomas de hipotiroidismo; éstos se hacen evidentes en el transcurso de los primeros meses de vida. En los casos con mínima sospecha de HC, el médico debe hacer la exploración clínica y determinar las concentraciones de TSH, T4T y T4 libre, aún cuando se tenga el antecedente de un tamiz negativo.

Los signos y síntomas que pueden presentarse en hipotiroidismo congénito durante el primer mes de vida son:

- Fontanela posterior > 1 cm

- Fontanela anterior amplia

- Ictericia prolongada < de 7 días

- Piel seca y/o moteada

- Hernia umbilical

- Distensión abdominal

- Hipoactividad

- Hipotermia

- Constipación

- Facies tosca

- Succión débil y lentitud en la ingesta

- Llanto ronco y de poca intensidad

Tratamiento del Hipotiroidismo congénito

El diagnóstico y tratamiento integral y oportuno del HC es necesario para lograr un crecimiento, neurodesarrollo óptimo y desarrollo en todas las esferas de los pacientes afectados, mediante el mantenimiento de niveles séricos de T4 en el límite normal superior y normalización de la TSH. El tratamiento tardío o insuficiente afecta el neurodesarrollo.

Como toda urgencia pediátrica, en el HC, el tratamiento se debe de iniciar lo más pronto posible antes de los 15 días de vida, inmediatamente que se tenga el diagnóstico confirmado y/o en los casos que no se pueden realizar las pruebas confirmatorias. Se debe informar a los padres que el tratamiento es de por vida y por ningún motivo se debe suspender, a excepción de una indicación precisa y expresa del médico tratante.

Se debe de dar el tratamiento a:

- Todo paciente con diagnóstico confirmado de HC.

- Todo paciente con sospecha por tamiz de HC a quien no se puedan realizar las pruebas confirmatorias antes de los 15 días de vida.

Lineamientos para el tratamiento con Levo-tiroxina

El medicamento de elección es la Levo-tiroxina sódica, la dosis recomendada es de 10 a 15 g/kilo de peso/día.

- Administrar L-tiroxina a dosis de 10 a 15 g/kilo de peso/día, por vía oral, en una sola dosis, en la mañana en ayuno, la tableta se hace polvo y se mezcla con agua en una cucharita, se administra sujetando la mandíbula y vaciar el contenido para que el niño lo trague, ésta debe ser ingerida.

- No darla con jeringa, ni en biberón, ni en vaso. P El medicamento debe administrarse estrictamente en ayuno, en el niño amamantado mínimo 1 hora antes de la siguiente toma. Los niños alimentados con soya y/o suplementos con hierro, la L-tiroxina se debe administrar estrictamente en ayuno.

- En casos especiales como niños con compromiso cardiopulmonar la dosis de L-tiroxina se debe de instalar paulatinamente.

- No se puede suspender.

- Es importante que el médico que hace el seguimiento ajuste la dosis de acuerdo a la edad, se hace determinación hormonal ante la sospecha de sub o sobre dosificación y 4 semanas después de cualquier ajuste de dosis.

- Indicar a los familiares la necesidad de un programa básico de estimulación temprana. P Referir a Medicina Física y Rehabilitación los casos con signos de alarma neurológica, edad ósea retrasada, T4l muy baja, atireosis e inicio del tratamiento después de 30 días de vida.

A las cuatro semanas de iniciado el tratamiento, se hace determinación de TSH, T4t y T4l en suero, se adecua la dosis de L-tiroxina para mantener la concentración de TSH en cifras por abajo de 4.0 µU/ml y la de T4L en la mitad superior de los límites normales, generalmente por arriba de 0.8 ng/dl. Ante una concentración de TSH > 20 µU/mL a las 4 semanas de iniciado el tratamiento sugiere subdosificación, por lo que deberá interrogarse sobre la dosis y modo de administración.

Los pacientes con hipotiroidismo subclínico o compensado (TSH alta con T4 libre normal), requieren una nueva valoración con perfil tiroideo dos semanas después. De persistir este patrón funcional, el tratamiento debe ser reinstalado, ya que aunque este patrón puede mantenerse indefinidamente, los pacientes pueden descompensarse con el tiempo.

Ante la mínima sospecha de recurrencia del hipotiroidismo, el paciente debe continuar en seguimiento médico y se repiten las pruebas de función tiroidea.

La edad ósea se valora cada 12 meses (radiografía de mano no dominante), ésta debe estar dentro de la variación normal para su edad cronológica. (Ver anexo).

El control y el tratamiento del paciente se continúan durante toda la vida, idealmente por un grupo multidisciplinarlo (pediatras, endocrinólogos pediatras, medico especialista en rehabilitación, enfermeras, trabajadoras sociales), por lo que es de vital importancia que todos los estados de la República cuenten mínimo con un centro que funcione como "Clínica de Hipotiroidismo".

Diagnóstico diferencial entre el hipotiroidismo congénito transitorio y el hipotiroidismo congénito permanente.

En caso de iniciar el tratamiento sin haber contado con pruebas confirmatorias, se debe realizar la confirmación de HC permanente a los 3 años de edad cronológica del paciente. En estos casos, a los 3 años de edad cronológica (la niña o niño controla esfínteres tanto de día como de noche y sube y baja escaleras alternando los pies sin necesidad de apoyar las manos), se les suspende el tratamiento por 6 semanas y se determina un perfil tiroideo, de ser posible se hace un gammagrama de tiroides con Tecnecio -99m (Tc-99m).

- Si las concentraciones de TSH y T4 son normales, se considera como hipotiroidismo transitorio, se suspende el tratamiento y se transfiere al Detección y tratamiento oportuno e integral del Hipotiroidismo congénito 39 niño a una unidad de salud de primer nivel de atención para continuar el control de su nutrición, crecimiento y desarrollo.

- Si la concentración de TSH es mayor de 4.0 µU/ml (micro unidades por ml de suero) y la tiroxina libre (T4L) menor de 0.8 ng/dl (nanogramos por decilitro de suero), se trata de un hipotiroidismo congénito permanente, se reanuda el tratamiento con Levo-tiroxina a dosis de acuerdo a su peso/día, mantenga la concentración de TSH en cifras por abajo de 4.0 µU/ml (micro unidades por ml de suero) y la T4L mayor de 0.8 ng/dl (nanogramos por decilitro de suero).

- Cuando la concentración de TSH es mayor de 5.0 µU/ml y la tiroxina T4L se encuentra en límites normales, repetir las determinaciones hormonales en dos semanas, de persistir o incrementar los niveles de TSH, reiniciar tratamiento.

- Paciente bajo tratamiento sin antecedente de confirmación diagnóstica y que dentro de su evolución, no ha presentado incrementos de los niveles de TSH. P Paciente con bajos requerimientos de L-T4 para mantener niveles de TSH, T4 Libre y/o T4 total dentro de límites normales. P Paciente bajo tratamiento cuyo perfil diagnóstico fue compatible con hipotiroidismo subclínico (T4 libre ó T4 total normal y TSH elevada) y que dentro de su evolución, no ha presentado incrementos de niveles de TSH.

Seguimiento:

- El paciente confirmado de HC se incluye en un programa de control, tratamiento y rehabilitación en una unidad de atención médica hospitalaria.

- En cada revisión, la unidad de salud encargada del tratamiento, seguimiento y rehabilitación debe llenar el formato de valoración, seguimiento y control de casos.

Registro:

a) Los casos confirmados se registran en el sistema de información de vigilancia epidemiológica semanal SUAVE.

b) El total de muestras ADECUADAS de niños TAMIZADOS, se registran en el sistema SIS mensual.

c) Cada una de las instancias estatales, jurisdiccionales y hospitalarias con casos en control, deben llevar los registros de notificación, registro, seguimiento y control interno.

d) En la "Cédula de control mensual", se anotan todos los datos y envían a la instancia Central Nacional para la evaluación de productividad y desempeño de las acciones básicas del Programa Nacional de Tamiz Neonatal. (ANEXO).

Seguimiento y control

Los niños con HC deben ser manejados por el médico pediatra e idealmente por el subespecialista en endocrinología pediátrica hasta los 18 años, en cumplimiento con las recomendaciones de la OMS. La participación de un equipo multidisciplinario (médicos pediatras, endocrinólogos pediatras, especialista en rehabilitación, enfermeras, trabajadoras sociales) sobre todo en los primeros años de vida, es de vital importancia para el óptimo desarrollo de estos niños, por lo que es necesaria la implementación por lo menos de un centro en cada Estado de la República Mexicana que funcione como 'Clínica de Hipotiroidismo'.

La participación de toda la familia es indispensable, ya que es la que va a llevar a cabo el programa de rehabilitación bajo la dirección y supervisión de los médicos, psicólogos y terapistas.

El objetivo integral en cada paciente con HC es asegurar un neurodesarrollo óptimo, crecimiento, desarrollo puberal y favorecer la adquisición de habilidades y destrezas, para fortalecer los vínculos afectivos e intelectuales del binomio madre-hijo.

Es importante recalcar que el seguimiento de los casos afectados con hipotiroidismo congénito es de por vida.

Para lograr un tratamiento completo e integral es fundamental un programa de estimulación del neurodesarrollo, que se inicia desde el momento del diagnóstico con un programa de estimulación temprana.

Las hormonas tiroideas son esenciales para el desarrollo del sistema nervioso central tanto en la vida pre y posnatal, el déficit o ausencia total de estas hormonas es la causa de alteraciones en el sistema nervioso central en la vía cerebelo vestibular y en las vías somastésicas.

El HC tiene efectos de decremento en el área cognitiva y en el desarrollo psicomotor con trastornos del control postural manifestado por deterioro y torpeza.

Los resultados de un programa de rehabilitación dependerán de la severidad del hipotiroidismo, el tiempo de evolución y la edad de inicio del tratamiento. Un tratamiento temprano previene el deterioro irreversible del desarrollo del cerebro, la disfunción neurológica, los trastornos motores, el IQ bajo normal puede persistir bajo y las anormalidades somastésicas son reversibles

Factores de riesgo

Son aquellos que pueden afectar el crecimiento y desarrollo de la niña o niño. Se denominan factores de riesgo biológico a los eventos que se presentan en etapas pre y posnatales, asociados directamente a procesos de enfermedad. Factores de riesgo socio-ambientales se derivan de condiciones socioculturales y afectivas de las que la niña o niño dispone para obtener sus satisfactores.

Factores de riesgo biológico

- Peso al nacimiento < 1500 Kg.

- Edad gestacional ≤ 32 semanas

- Asfixia con Apgar ≤ 3 a los 5 minutos

- Asistencia ventilatoria por 36 horas o más

- Hemorragia peri intraventricular P Anormalidades en el tono muscular

- Crisis convulsivas

- Disfunción alimenticia

- Infección congénita adquirida in útero

- Meningoencefalitis

Riesgo establecido

- Hidrocefalia, microcefalia

- Anormalidades cromosómicas

- Anomalías músculo-esqueléticas

- Embarazo con más de un producto

- Mielodisplasias

- Miopatías

- Errores innatos del metabolismo

- Lesiones de plexo braquial

- Infección por HIV

Riesgo ambiental

- Social

- Padres adolescentes

- Nivel educativo

- Pobreza y marginación social

- Drogadicción

- Alcoholismo materno

Signos de alarma neurológica:

Son las manifestaciones clínicas que se pueden asociar con disfunción del sistema nervioso central.

En la exploración del paciente con HC, la presencia de los siguientes datos se considera como alarma neurológica:

Signos de alarma para valorar daño neurológico en presencia de los cuales la niña o niño debe ser atendido en un segundo nivel.

Es necesaria una intervención temprana ante el problema de la discapacidad, para dar al niño y a la familia lo antes posible la ayuda necesaria a fin de disminuir las alteraciones del desarrollo y estimular al máximo sus potenciales residuales.

En los casos con HC severo, las alteraciones como el retraso mental y las lesiones del sistema nervioso central son fácilmente identificadas: succión débil, retraso en el desarrollo psicomotor, alteraciones del lenguaje, posturales y de balance.

La intervención temprana centra sus acciones en el desarrollo tanto físico, emocional, intelectual y social de la niña o niño, para lograr un desarrollo integral que requiere de una valoración adecuada y detección oportuna que incluye:

- Explorar el nivel del desarrollo

- La postura

- La calidad de movimientos

- El nivel de destreza

- La exploración física del aparato locomotor y nervioso

- Detección de limitaciones articulares, deformidades

- Alteraciones neurológicas, motilidad voluntaria

- Funcionalidad manual

- Lenguaje

3.3.2 FENILALANINA

La fenilalanina es un <u>aminoácido</u> (abreviado frecuentemente como Phe o F). Se encuentra en las <u>proteínas</u> como L-fenilalanina (LFA), siendo uno de los 9 <u>aminoácidos esenciales</u> para el ser <u>humano</u>. La fenilalanina está presente también en muchos <u>psicoactivos</u>.

FUENTES DE FENILALANINA

La fenilalanina se ve principalmente en <u>alimentos</u> ricos en proteínas; tanto de origen animal como las carnes rojas, el <u>pescado</u>, <u>huevo</u> y <u>productos lácteos</u>; como de origen vegetal como los espárragos, garbanzos, lentejas, cacahuetes, soja y dulces. Asimismo se encuentra en muchas de las drogas psicotrópicas usadas habitualmente. La fenilalanina, debido a su anillo aromático no es <u>edulcorante</u> por sí mismo, necesita estar unido al <u>ácido aspártico</u> para este cometido.

La fenilalanina es parte de la composición del <u>aspartamo</u>, un <u>edulcorante</u> artificial que se encuentra en alimentos dietéticos y es muy habitual en <u>bebidas refrescantes</u>; no se recomienda el consumo de fenilalanina por embarazadas ni pacientes fenilcetonúricos. Debido a la <u>fenilcetonuria</u>, normalmente los productos que contienen <u>aspartamo</u> llevan una advertencia en el etiquetado sobre la presencia de fenilalanina. Se ha visto que la fenilalanina tiene la habilidad única de bloquear ciertas <u>enzimas</u>, las <u>encefalinasas</u> en el sistema nervioso central, que normalmente se encargan de degradar las hormonas naturales parecidas a la <u>morfina</u>. Estas hormonas se llaman <u>endorfinas</u> y <u>encefalinas</u> y actúan como potentes <u>analgésicos</u> endógenos. La fenilalanina es efectiva como tratamiento para el dolor de espalda baja, dolores menstruales, migrañas, dolores musculares, de <u>artritis reumatoide</u> y de <u>osteoartritis</u>. Asimismo es usada en tratamientos antidepresivos.

BIOSINTESIS DE LA FENILALANINA

La cadena lateral característica de este aminoácido contiene un <u>anillo bencénico</u>, y es por tanto uno de los aminoácidos aromáticos. Su uso excesivo produce efectos <u>laxantes</u>, junto con la <u>tirosina</u> y el <u>triptófano</u>. La L-fenilalanina se puede transformar, por medio de una reacción catalizada por la enzima fenilalanina hidroxilasa, en tirosina. La L-fenilalanina es también el precursor de las catecolaminas como la L-dopa (L-3,4-dihidroxifenilalanina), la norepinefrina y la epinefrina, a través de una etapa en la que se forma tirosina. Por otro lado, la L-fenilalanina se encuentra en la estructura de neuropéptidos como la somatostatina, vasopresina, melanotropina, encefalina, hormona adrenocorticotrópica (ACTH), angiotensina, sustancia P y colecistoquinina.

La fenilalanina utiliza los mismos canales transportadores que el triptófano para atravesar la barrera hematoencefálica. En cantidades excesivas, la suplementación puede interferir con la producción de serotonina y otros aminoácidos aromáticos, como así también en la producción de óxido nítrico, debido al consumo excesivo de los cofactores asociados, hierro o tetrahidrobiopterina, Las correspondientes enzimas para la producción de estos compuestos son las de la familia de las aminoácido aromático hidroxilasas y óxido nítrico sintasas.

ENFERMEDADES POR FENILALANINA

La enfermedad genética fenilcetonuria se debe a la carencia de la enzima fenilalanina hidroxilasa o de la dihidropterina reductasa (DPHR), y esta deficiencia hace que la fenilalanina se degrade en una ruta metabólica alterna hacia fenilpiruvato, un neurotóxico que afecta gravemente al cerebro durante el crecimiento y el desarrollo. Los efectos de la acumulación de este neurotóxico causan oligofrenia fenilpirúvica, caracterizada por un cociente intelectual de alrededor de 50. También influye bastante al metabolismo. Una deficiencia en el metabolismo de la fenilalanina puede producir alcaptonuria, una enfermedad hereditaria que causa orinas negruzcas y frecuentes cálculos renales.

CUADRO CLINICO

Los primeros síntomas de la fenilcetonuria se manifiestan algunas semanas después del nacimiento, iniciándose con una elevación de la fenilalanina en el plasma hasta un nivel 30 veces superior al normal y por la excreción de ácido fenilpirúvico por la orina. Debe tratarse tempranamente para evitar la acumulación de este aminoácido en la sangre, y así un daño en el desarrollo del cerebro. Aquellos que modificaron sus conductas alimenticias a tiempo tendrán un desarrollo completamente normal.

Lo importante es que se detecte al nacer o en los primeros meses de vida. El portador de esta anomalía no detectado tempranamente, que nace tras un embarazo normal y sin complicaciones, se desarrolla durante los primeros meses casi siempre sin mostrar anormalidad ninguna. Sin embargo, Partington encontró, casi en la mitad de los lactantes, la existencia de vómitos en los primeros meses de vida, y en un tercio de ellos una irritabilidad inacostumbrada. En una proporción similar de casos, a los padres ya les había llamado la atención un desagradable olor del cuerpo del niño. Una parte de ellos mostró dermatosis eccematiformes durante el primer trimestre y 7 de 36 ya habían tenido ataques convulsivos en el primer año de vida. A los 9 meses llama la atención el retraso en el desarrollo psicomotor.

DIAGNOSTICO

El diagnóstico de la enfermedad se realizó, durante décadas, con ayuda de la positividad de la prueba del cloruro férrico en la orina. Existen casos raros en los que no se encuentra siempre el ácido fenilpirúvico en la orina; éste sólo aparece cuando se ha expuesto al niño a una sobrecarga dietética o cuando tiene fiebre; estos casos se consideran como defectos parciales. En la actualidad se utiliza la técnica de Guthrie para determinar esta enfermedad, con el examen de una muestra de sangre obtenida del talón, que se realiza al nacer.

BIOLOGIA HEREDITARIA

En una familia que presente un miembro con enfermedad manifiesta existe una probabilidad del 25% de que en el próximo embarazo nazca de nuevo un portador de la anomalía. La transmisión se reparte por igual en los dos sexos.

En la mayoría de los casos los padres son normales. A menudo están emparentados entre sí, y raramente tienen otros parientes afectados. El nacimiento de niños normales de madres fenilcetonúricas establece el hecho de que el feto no recibe ningún daño irrecuperable por las anormalidades metabólicas de la madre.

Cuando en la familia del niño han existido portadores de la anomalía debe repetirse la prueba de Følling varias veces porque puede ocurrir que el ácido haya desaparecido al pasar unas horas. En los pañales el ácido se mantiene solo unas horas.

Inmediatamente después del nacimiento la prueba del cloruro férrico suele ser negativa. La positividad más precoz se inicia a los 14 días y la más tardía a los 35.

TRATAMIENTO

Una terapéutica de la fenilcetonuria es proporcionar solamente la cantidad de fenilalanina que se necesite para el crecimiento y la reparación de los tejidos. La reducción de la cantidad de fenilalanina, con dietas en las cuales las proteínas se sustituían por una costosa médula de aminoácidos puros sirve para que se mantengan en el cuerpo un nivel de concentración de fenilalanina tolerable.

Se ha intentado conseguir una reducción en la eliminación de ácido fenilpirúvico por medio de la administración de dosis elevadas de fructosa. Las experiencias adquiridas con una dieta pobre en fenilalanina solo alcanzan hasta ahora para controlar durante pocos años la evolución de estos enfermos, pero ya puede asegurarse que con la iniciación precoz de esta terapéutica dietética se garantiza un desarrollo psíquico del niño aproximadamente normal.

3.3.3 TIROSINA

La tirosina es un aminoácido no esencial derivado en condiciones normales del aminoácido esencial fenilalanina, incluyendo los requerimientos totales diarios de éste último a los de la tirosina. La L-tirosina se encuentra no obstante ampliamente distribuida en las proteínas y enzimas corporales, poseyendo numerosos roles funcionales, entre los que destacan la síntesis de neurotransmisores (catecolaminas), la regulación de los niveles de humor y la neutralización de radicales libres.

La tirosina estrechamente relacionada con la fenilalanina, es usada por el cuerpo humano de forma similar a aquella en la producción de catecolaminas. Estas sustancias entre las que se encuentran la dopamina, la norepinefrina, la epinefrina etc., producen actividades hormonales, tanto en el cerebro como en muchos otros tejidos, incluyendo el corazón, las arterias, los bronquiolos y el útero.

Habiéndose sugerido que esta estimulación de la síntesis de cate-colaminas puede resultar en un incremento de la claridad y alerta mental, así como en una mejora de la memoria. Por ejemplo, la catecolamina norepinefrina derivada de la tirosina, juega un importante papel en el alivio de la ansiedad mental y la depresión, por lo que la ingestión de L-tirosina ha sido usada con excelentes resultados como elevador del humor y antidepresivo. A su vez este aminoácido ha mostrado ser altamente efectivo en el alivio de las molestias ocasionadas por la fiebre del heno, las alergias al polen y los estados adictivos.

METABOLISMO DE LA TIROSINA

En el metabolismo de la tirosina se producen dos moléculas: fumarato y acetoacetato. Tiene las etapas siguientes:

1. Transaminación de la tirosina a p-hidroxifenilpiruvato mediante la acción de una enzima llamada tirosina aminotransferasa.
2. Producción de ácido homogentísico a partir del p-hidroxifenilpiruvato. Este paso tiene lugar a partir de una compleja reacción que incluye una descarboxilación, una oxidación, una migración de la cadena carbonada lateral y una hidroxilación.
3. Escisión del anillo aromático del ácido homogentísico mediante la enzima homogentisato oxidasa para obtener maleilacetoacetato.
4. Isomerización de la forma cis a la forma trans mediante una reacción catalizada por la maleilacetoacetato isomerasa, que da lugar a fumarilacetato .

5. Escisión a fumarato y acetoacetato.

El fumarato puede ser utilizado para producir energía en el ciclo de Krebs (o ciclo del ácido tricarboxílico) o bien para la gluconeogénesis. El acetoacetato puede ser utilizado para la síntesis lipídica o para la producción de energía en forma de acetil CoA.

TRASTORNOS DEL METABOLISMO DE LA TIROSINA

TIROSINEMIA TRANSITORIA DEL RECIÉN NACIDO

La inmadurez transitoria de las enzimas metabólicas, en particular de la ácido 4-hidroxifenilpirúvico deshidrogenasa, induce en ocasiones un aumento de las concentraciones plasmáticas de tirosina (por lo general, en recién nacidos prematuros, en particular aquellos que reciben dietas hiperproteicas); los metabolitos pueden aparecer en la <u>detección sistemática neonatal</u> de <u>fenilcetonuria</u>.

La mayoría de los recién nacidos son asintomáticos, pero algunos presentan letargo y mala actitud alimentaria.

La tirosinemia se distingue de la fenilcetonuria por las altas concentraciones plasmáticas de tirosina.

La mayoría de los casos se resuelven en forma espontánea. En los pacientes sintomáticos, debe indicarse restricción dietética de tirosina (2 g/kg por día) y administrar vitamina C en dosis de 200 a 400 mg por vía oral 1 vez al día.

TIROSINEMIA TIPO I

Este trastorno es un rasgo <u>autosómico recesivo</u> causado por deficiencia de fumarilacetoacetato hidroxilasa, una enzima importante para el metabolismo de la tirosina.

La enfermedad puede manifestarse por insuficiencia hepática fulminante en el período neonatal o por hepatitis subclínica poco activa, neuropatía periférica dolorosa y trastornos tubulares renales (p. ej., <u>acidosis metabólica con hiato aniónico normal</u>, <u>hipofosfatemia</u>, <u>raquitismo resistente a la vitamina D</u>) en lactantes mayores y niños. Los niños que no mueren por insuficiencia hepática asociada en la lactancia presentan un riesgo significativo de cáncer hepático.

Las altas concentraciones plasmáticas de tirosina sugieren el diagnóstico de la tirosinemia tipo I, que se confirma mediante pruebas genéticas o por la alta concentración de succinilacetona en plasma u orina y por la baja actividad de fumarilacetoacetato hidroxilasa en células sanguíneas o muestras de biopsia hepática. El tratamiento con nitisinona (NTBC) es eficaz en los episodios agudos y enlentece la progresión.

Se recomienda una dieta pobre en fenilalanina y tirosina. El trasplante hepático es eficaz.

TIROSINEMIA TIPO II

Este trastorno <u>autosómico recesivo</u> raro se debe a la deficiencia de tirosina transaminasa.

La acumulación de tirosina causa úlceras cutáneas y corneales. El aumento secundario de fenilalanina, aunque leve, puede provocar alteraciones neuropsiquiátricas si no es tratado.

El diagnóstico de la tirosinemia tipo II se basa en el aumento de tirosina plasmática, la ausencia de succinilacetona en plasma u orina y pruebas genéticas; no suele ser necesaria la determinación de la menor actividad de la enzima en la biopsia hepática.

Este trastorno se trata fácilmente mediante la restricción de leve a moderada de fenilalanina y tirosina en la dieta.

ALCAPTONURIA

Este raro trastorno <u>autosómico recesivo</u> es causado por la deficiencia de ácido homogentísico oxidasa; los productos de la oxidación del ácido homogentísico se acumulan en la piel y la oscurecen, y los cristales precipitan en las articulaciones. Por lo general, el trastorno se diagnostica en adultos y provoca pigmentación oscura de la piel (ocronosis) y artritis. La orina se oscurece cuando es expuesta al aire, debido a los productos de oxidación del ácido homogentísico. El diagnóstico de la alcaptonuria se basa en hallar concentraciones urinarias elevadas de ácido homogentísico (> 4-8 g/24 h).

No hay ningún tratamiento efectivo para la alcaptonuria, pero el ácido ascórbico 1 g por vía oral 1 vez al día puede disminuir el depósito de pigmento al aumentar la excreción renal de ácido homogentísico.

<u>ALBINISMO OCULOCUTÁNEO</u>

La deficiencia de tirosinasa determina la ausencia de pigmentación cutánea y retiniana, lo que causa un riesgo mucho mayor de cáncer de piel y pérdida considerable de la visión. A menudo, hay nistagmo y la fotofobia es frecuente.

PRUEBAS DE TIROSINA

- Prueba de nitrosonaftol para la detección de tirosina y de productos derivados de su metabolismo.

- Prueba de dinitrofenilhidrazina para la detección de alfa-cetoácidos.

- Prueba de nitroprusiato para la detección de cisteína.

- Prueba de hoesch para la detección de porfobilinógeno.

3.3.4 AMINOACIDOS DE CADENA RAMIFICADA

Las proteínas son el principal componente estructural y funcional de las células y tienen numerosas e importantes funciones dentro del organismo que van desde su papel catalítico (enzimas) hasta su función en la motilidad corporal (actina, miosina), pasando por su papel mecánico (elastina, colágeno), de transporte y almacén (hemoglobina, mioglobina, citocromos), protección (anticuerpos), reguladora (hormonas). Los requerimientos de proteína en la dieta y la calidad de la proteína alimentaria, es un problema nutricional clave. El principal determinante de la calidad de las proteínas de los alimentos es el contenido y la disponibilidad de los aminoácidos. El valor biológico de una proteína depende fundamentalmente de su composición de aminoácidos y de las proporciones entre ellos (especialmente aminoácidos esenciales), y es de gran importancia cuando estas proporciones son las necesarias para satisfacer las demandas de nitrógeno para el crecimiento, la síntesis, y reparación tisular. El valor biológico, además se halla condicionado por las diferentes velocidades de recambio de aminoácidos en los distintos tejidos, y por consiguiente no es una constante que se ve influida por la especie, la edad, el estado fisiológico del individuo y la digestibilidad. Para la síntesis de proteína corporal y otras sustancias nitrogenadas, son necesarios 20 aminoácidos de los cuales 9 son esenciales y por tanto deben ser aportados por la dieta (leucina, isoleucina, lisina, valina, metionina, fenilalanina, histidina, treonina, triptófano), durante la lactancia y en la insuficiencia hepática son también esenciales la cisteína y la tirosina y en ciertos casos la arginina . Los aminoácidos de cadena ramificada son la valina, la leucina y la isoleucina, y su nombre tiene que ver con la disposición espacial de su molécula, ya que estos tres aminoácidos no tienen forma lineal. También se los conoce por su denominación con las siglas en inglés BCAAs (Branched-Chain Amino Acids). Además de ser aminoácidos esenciales se ha detectado que existen diferentes aplicaciones, no solo en deportistas, sino en la predicción y tratamiento de diferentes patologías como neurológicas, hepáticas, cardiometabólicas, cáncer, entre otras.

ENFERMEDADES HEPÁTICAS

La cirrosis hepática, encefalopatía hepática y cáncer hepático La cirrosis hepática es la etapa final de todas las enfermedades hepáticas crónicas, y comúnmente se presenta pérdida de masa muscular conocida como sarcopenia así como un síndrome que involucra la pérdida de masa muscular, masa grasa y peso, asociado al estado proinflamatorio de la enfermedad, conocido como caquexia. La etiología de la desnutrición en cirrosis es multifactorial y se relaciona principalmente con la disminución de la ingesta de alimentos que puede ser causada por el aumento de diversas citocinas proinflamatorias con efecto anorexigénico, absorción y utilización de nutrientes alterada, catabolismo aumentado, y/o por la presencia de algunas complicaciones de la cirrosis como ascitis y encefalopatía hepática. Los BCAAs tienen cadenas laterales alifáticas con un punto de ramificación, y comprenden valina, leucina e isoleucina, y no son solo un constituyente de la proteína, sino también una fuente de glutamato, lo que facilita la desintoxicación del amonio mediante la síntesis de glutamina, esta reacción es catalizada por medio de la glutamina sintetasa presente en el músculo esquelético. Algunos estudios han demostrado que la suplementación con aminoácidos de cadena ramificada de manera prolongada es benéfica para el paciente observando una disminución de la insuficiencia hepática progresiva. Varias pruebas clínicas con suplementación de aminoácidos de cadena ramificada en complicaciones con cirrosis y desnutrición, demostraron un aumento en la masa muscular y disminución en la masa grasa. En 1956 Müting encontró que la cirrosis estaba asociada con bajos niveles plasmáticos de aminoácidos de cadena ramificada (BCAAs). La disminución de las concentraciones de estos combinada con la elevada concentración de aminoácidos aromáticos como tirosina y fenilalanina fue llamado el Radio de Fischer (Fischer's ratio) el cual está asociado a encefalopatía hepática. Un estudio demostró que el suministro de un refrigerio nocturno con BCAAs mejora el radio de Fischer. La Sociedad Internacional para la Encefalopatía Hepática y el Metabolismo de Nitrógeno realizó un consenso sobre el manejo nutricional de pacientes con cirrosis y encefalopatía en donde se hizo recomendación especial de la suplementación con BCAAs. Finalmente, se ha observado que los pacientes que reciben aminoácidos de cadena ramificada resulta beneficioso para pacientes con carcinoma hepatocelular previo al tratamiento locorregional, por radiofrecuencia (ARF), quimioterapia de infusión arterial hepática o quimioembolización transarterial

(TACE), ya que se observa una mejoría en el estado nutricional, así como en la función hepática y una mejor respuesta al tratamiento; e incluso en pacientes que han recibido suplementación existe un menor riesgo para el desarrollo de dicho carcinoma. La hipoalbuminemia está directamente asociada con el desarrollo y persistencia de ascitis en pacientes con Cirrosis Hepática, la ascitis induce distensión abdominal y anorexia, lo que perpetua la hipoalbuminemia. En la actualidad, los agentes diuréticos y la infusión de albumina son el único tratamiento paliativo para la ascitis. La suplementación con BCAAs complementa la síntesis de albúmina a través de un aumento en la relación de BCAAs a aminoácidos aromáticos. Según un estudio realizado se ha demostrado que el uso continuo de BCAAs redujo significativamente la incidencia de ascitis y edema. Finalmente, se han demostrado que el tratamiento de paciente con hepatitis C e Insulino resistencia presentan mejorías y disminución en la insulino resistencia cuando son tratados con aminoácidos de cadena ramificada.

NEUROPATÍAS

El glutamato es un importante neurotransmisor excitador en el cerebro y los BCAA (especialmente la leucina) funcionan para sintetizar el glutamato en los astrocitos alrededor de las neuronas, ya que la leucina ingresa al cerebro desde la sangre más rápidamente que otros aminoácidos. En estudios realizados con ratones donde se encontró niveles bastante bajos de BCAAs en los cerebros de los ratones, presentaron anomalías neurológicas según su desempeño de la flexión de las extremidades superiores y crisis epilépticas después de los 6 a 7 meses de edad, lo que sugiere que los BCAA tienen un papel importante en la función neurológica. Posteriormente, a la preparación de los ratones se identificaron pacientes homocigotos con mutaciones BDK y se encontró que estos pacientes mostraban niveles marcadamente bajos de BCAA plasmáticos y sufrían autismo, discapacidad intelectual y epilepsia. Y al ser suplementados algunos fenotipos neurológicos en los ratones BDK-gKO con BCAAs en la dieta se observó mejoría. Por tanto, es posible tratar pacientes con mutaciones BDK-gKO con suplementación de BCAAs.

CÁNCER

El cáncer es la segunda causa de muertes en el adulto y su diagnóstico está relacionado con la edad, resulta de la interacción entre susceptibilidad genética y exposición ambiental, los nutrientes y la exposición a tóxicos contribuyen en forma importante al riesgo de padecer algunos cánceres. entre ellos destacan los factores dietéticos que se asocian al 35% de las muertes por cáncer en países desarrollados y 20% en aquellos considerados en desarrollo (por compuestos como los nitritos de algunos alimentos). las intervenciones dietéticas para prevenir los cánceres en épocas posteriores de la vida se deben iniciar en la etapa gestacional con la alimentación de la embarazada, así como de la madre durante el periodo de la lactancia materna exclusiva y continuar con una adecuada introducción de la alimentación complementaria. Sin embargo, se habla que alimentos con Ácidos grasos y aminoácidos: son componentes de la dieta; en especial, el consumo de alimentos ricos en ácidos grasos tipo omega 3 y aminoácidos de cadena ramificada tiene un efecto protector en la aparición del hepatocarcinoma. El proceso de oncogénesis depende de los aminoácidos, los bloques de construcción para la síntesis de proteínas y una fuente de energía y metabolitos, Muchos tipos de cáncer sobreexpresan enzimas que funcionan para degradar los aminoácidos, que no solo proporcionan energía celular y metabolitos para los procesos anabólicos, sino que también sirven como mecanismos de evasión inmune por parte de las células cancerosas. los aminoácidos con cadena de cadena apoyan a las demandas energéticas y biosintéticas del cáncer. Los BCAA desempeñan un papel importante en la homeostasis energética y la señalización de nutrientes, así como en el balance de nitrógeno, varios estudios recientes han encontrado que el metabolismo de BCAA es un "módulo" importante dentro del metabolismo del cáncer, pero parece que impulsa el tratamiento del cáncer. Recientemente se sugirió un enfoque alternativo en base a sus hallazgos de que las células madre hematopoyéticas (HSC) requerían la valina BCAA. Las HSC son importantes para la homeostasis del sistema hematopoyético adulto y se usan clínicamente en el trasplante de HSC, un tratamiento curativo para una variedad de enfermedades hematológicas, incluidas las leucemias. Para que las HSC del donante se injerten, los receptores normalmente deben someterse a irradiación o quimioterapia. Se encontraron que el agotamiento de la valina en la dieta podría usarse para acondicionar la médula ósea y permitir el injerto de HSC del donante. Estos hallazgos abren la posibilidad de regímenes de condición metabólica basados en la modulación de BCAA.

CÁNCER GÁSTRICO

Este tipo de pacientes tienen un riesgo elevado de sufrir de desnutrición y su tratamiento nutricional es de suma importancia ya que puede llegar a comprometer la tolerancia al tratamiento, la recuperación o bien sea la calidad de vida del paciente, los síntomas como pérdida de peso, anorexia, fatiga y malestar epigástrico continuo, señalan de forma invariable afección avanzada e incurable. Las neoplasias de tubo digestivo interfieren directamente en el proceso de digestión y absorción, dependiendo por supuesto de la localización de la misma, de tal manera que este tipo de neoplasias se caracterizan por su vínculo con la desnutrición. Las fórmulas inmunomoduladoras (adicionadas con dosis terapéuticas de nutrientes como: glutamina, arginina, aminoácidos de cadena ramificada, ácidos grasos esenciales y RNA), se han asociado en el paciente con cáncer gástrico con reducción en la incidencia de infecciones posoperatorias y días de estancia hospitalaria, comparadas con fórmula estándar, Nutrición parenteral total o hidratación endovenosa.

3.3.5 HISTIDINA

La histidina (abreviado como His o H) es un aminoácido esencial en animales (no puede ser fabricado por su propio organismo y debe ser ingerido en la dieta), mientras que bacterias, hongos y plantas pueden sintetizarlo internamente.[2] Es uno de los 20 aminoácidos que forman parte de las proteínas codificadas genéticamente. Las abreviaturas oficiales son His y H. Su grupo funcional es un imidazol, que puede estar cargado positivamente dependiendo del pH del medio. La histidina fue purificada por primera vez por Albrecht Kossel en 1896, en Alemania.

Los productos lácteos, la carne, el pollo y el pescado contienen histidina. La histidina es un precursor de la histamina, en la que se transforma mediante una descarboxilación. La histamina es una sustancia liberada por las células del sistema inmune durante una reacción alérgica. Participa también en el desarrollo y manutención de los tejidos sanos, particularmente en la mielina que cubre las neuronas.

BIOSINTESIS DE LA HISTIDINA

Cinco de los seis átomos de la histidina derivan del 5-fosforribosil-alfa-pirofosfato (PRPP), un intermediario también involucrado en la biosíntesis del triptófano, los nucleótidos de purina y los de pirimidina. El sexto carbono de la histidina se origina a partir del ATP. Los átomos de ATP que no se incorporan en la histidina se eliminan como 5-aminoimidazol-4-carboxamida, ribonucleótido que también es un intermediario en la síntesis de purinas. La biosíntesis inusual de la histidina a partir de una purina se citó como evidencia que apoya la hipótesis de que la vida en su origen se basó en el ARN. Los residuos de histidina son con frecuencia componentes de los centros activos de las enzimas, donde actúan como nucleófilos o catalizadores generales ácido-base, o ambos. Por consiguiente, el descubrimiento de que el ARN tiene propiedades catalíticas sugiere que la mitad imidazol de las purinas cumple un papel similar en estos enzimas ARN (ribozimas). Esto sugiere que la vía de la síntesis de la histidina es un fósil de la transición hacia una forma de vida más eficiente basada en proteínas.

CARACTERISTICAS Y BENEFICIOS

Al eliminar el grupo ácido carboxílico de la histidina, gracias a la enzima histidina descarboxilasa, se convierte en histamina, una importante sustancia fisiológica que se encuentra libremente presente en el intestino y en los gránulos basófilos de las células del sistema fagocítico mononuclear.

La histamina es un poderoso vasodilatador, y está involucrado en reacciones alérgicas, como la urticaria o la inflamación. La histamina también estimula la secreción de pepsina y ácido clorhídrico por el estómago.

La histidina se encuentra elevada en plasma y cerebro durante deficiencias de proteínas y también en algunas condiciones patológicas, lo que dirige la posibilidad de provocar efectos directos en funciones del sistema nervioso central.

USOS TERAPEUTICOS DE LA HISTIDINA

Este aminoácido es vital para nuestro organismo ya que su descarboxilación permite su transformación en histamina, por lo que es utilizada en el tratamiento de la artritis reumatoide (inflamación y falta de movilidad), enfermedades alérgicas, úlceras y anemia. En combinación con la hormona de crecimiento y otros aminoácidos, contribuye a la reparación de los tejidos, especialmente en el sistema cardiovascular. En el sistema nervioso central es sintetizada y liberada por las neuronas y utilizada como neuromodulador.

Fuera del sistema nervioso es un mediador de medios fisiológicos. La deficiencia de histidina puede causar problemas en la audición. También se sabe que la histidina ayuda en la desintoxicación de metales pesados, ayuda en el tratamiento de la impotencia y la frigidez, mejora la respuesta inmunitaria, ayuda a evitar los vómitos en el embarazo. Es importante también en el mantenimiento de las vainas de mielina que rodean los axones neuronales. Es necesaria también tanto para la producción de glóbulos rojos como blancos en la sangre, protege al organismo de los daños por radiación y reduce la presión arterial.

ENFERMEDADES ASOCIADAS CON LA HISTIDINA

ESCOMBROIDOSIS

La actividad bacteriana presente en algunos alimentos, principalmente en la carne de los <u>pescados</u> (producto de la descomposición bacteriana que se produce después de ser capturado el pez), provoca la degradación del aminoácido histidina presente en la carne, la cual conlleva a que se produzca concentraciones elevadas de histamina en este tipo de alimentos; provocando una <u>intoxicación</u> alimentaria denominada <u>Escombroidosis</u> al aportar histamina al organismo.

3.3.6 HOMOCISTINA

QUÉ ES UNA PRUEBA DE HOMOCISTEÍNA

La prueba de homocisteína mide la cantidad de homocisteína en la sangre. La homocisteína es un tipo de aminoácido, una sustancia química que el cuerpo utiliza para producir proteínas. Normalmente, la vitamina B12, la vitamina B6 y el ácido fólico descomponen la homocisteína y la transforman en otras sustancias que el cuerpo necesita. Debería quedar muy poca homocisteína en el torrente sanguíneo. Si usted tiene niveles de homocisteína altos en la sangre, eso pueden ser signo de una deficiencia vitamínica, una enfermedad del corazón o un trastorno hereditario poco común.

Otros nombres: homocisteína total, homocisteína total en plasma

PARA QUÉ ES USADA:

La prueba de homocisteína se puede usar para:

- Averiguar si usted tiene una deficiencia de vitamina B12, B6 o ácido fólico

- Diagnosticar la homocistinuria, un trastorno hereditario poco común que impide que el cuerpo descomponga ciertas proteínas. Puede causar problemas de salud graves y generalmente comienza en la primera infancia. En los Estados Unidos, la mayoría de los estados exigen que a todos los bebés se les haga una prueba de sangre de homocisteína como parte de la evaluación de rutina del recién nacido
- Detección de enfermedades del corazón en personas con alto riesgo de ataque al corazón o accidente cerebrovascular
- Seguimiento de las personas que tienen enfermedades del corazón

POR QUÉ NECESITAMOS UNA PRUEBA DE HOMOCISTEÍNA:

Usted podría necesitar esta prueba si tiene síntomas de deficiencia de vitamina B o de ácido fólico, por ejemplo :

- Mareos
- Debilidad
- Cansancio
- Piel pálida
- Dolor de lengua y boca
- Hormigueo en las manos, los pies, los brazos o las piernas (con la deficiencia de vitamina B12)

También podría necesitar esta prueba si está en alto riesgo de tener enfermedades del corazón por antecedentes personales o familiares. Los niveles excesivos de homocisteína se pueden acumular en las arterias y esto aumenta el riesgo de coágulos de sangre, ataque al corazón y accidente cerebrovascular.

¿Qué sucede durante una prueba de homocisteína?

Un médico o profesional de la salud toma una muestra de sangre de una vena de un brazo usando una aguja pequeña. Después de insertar la aguja, extrae una pequeña cantidad de sangre y la coloca en un tubo de ensayo o frasquito. Tal vez sienta una molestia leve cuando la aguja se introduce o se saca, pero el procedimiento suele durar menos de cinco minutos.

COMO DEBO PREPARARME PARA LA PRUEBA:

Tal vez tenga que ayunar (no comer ni beber nada) durante 8 a 12 horas antes de la prueba de homocisteína.

TIENE ALGÚN RIESGO ESTA PRUEBA:

Los riesgos de una prueba de sangre son mínimos. Tal vez sienta un dolor leve o se le forme un moretón en el lugar donde se inserta la aguja, pero la mayoría de los síntomas desaparecen rápidamente.

QUÉ SIGNIFICAN LOS RESULTADOS:

Si sus resultados indican niveles de homocisteína altos, eso podría indicar que:

- No está recibiendo suficiente vitamina B12, B6 o ácido fólico en la dieta
- Usted tiene un riesgo más alto de enfermedad del corazón
- Homocistinuria. Si se encuentran niveles altos de homocisteína, se necesitan más pruebas para descartar o confirmar el diagnóstico

  Si sus niveles de homocisteína no son normales, eso no significa necesariamente que usted tenga un problema médico que requiere tratamiento. Otros factores pueden afectar los resultados, entre ellos:

- Su edad: Los niveles de homocisteína pueden aumentar con la edad
- El sexo: Los hombres generalmente tienen niveles de homocisteína más altos que las mujeres
- Consumo de alcohol

- Tabaquismo
- Uso de suplementos de vitamina B

Si tiene preguntas sobre sus resultados, consulte con su médico o profesional de la salud.

Obtenga más información sobre pruebas médicas, rangos de referencia y cómo entender los resultados.

DEBO SABER ALGO MÁS SOBRE LA PRUEBA DE SANGRE DE HOMOCISTEÍNA:

Si su médico o profesional de la salud cree que sus altos niveles de homocisteína se deben a una deficiencia vitamínica, puede recomendarle cambios en la dieta para tratar el problema. Consumir una dieta equilibrada debería garantizarle la cantidad adecuada de vitaminas.

Si su médico o profesional de la salud cree que sus niveles de homocisteína lo ponen en riesgo de enfermedad del corazón, seguirá su estado y podría pedir más pruebas.

3.4 PERFIL TIROIDEO

El perfil tiroideo consiste en un grupo de pruebas que pueden solicitarse conjuntamente para la evaluación de la función de la glándula tiroides y como ayuda en el diagnóstico de sus alteraciones. Las pruebas incluidas en el perfil tiroideo miden la cantidad de hormonas tiroideas en la sangre. Las hormonas tiroideas son sustancias químicas que viajan a través de la sangre y controlan o regulan el metabolismo del organismo – cómo funciona el cuerpo y cómo utiliza la energía.

COMPONENTES DEL PERFIL TIROIDEO

- TSH (hormona estimulante del tiroides) – se utiliza para el diagnóstico del hipotiroidismo e hipertiroidismo, y para monitorizar el tratamiento de las alteraciones del tiroides

- T4 (tiroxina) – se utiliza para el diagnóstico del hipotiroidismo e hipertiroidismo; también puede utilizarse para monitorizar el tratamiento
- T3 (triyodotironina) - se utiliza para el diagnóstico del hipertiroidismo; también puede utilizarse para monitorizar el tratamiento

En algunas ocasiones puede incluirse la prueba de la captación de T3 (T3RU) para calcular, junto con el valor de la T4, el índice de tiroxina libre (FTI, por sus siglas en inglés). Este índice constituye otro método para evaluar la función tiroidea, el cual corrige los cambios producidos en ciertas proteínas que pueden afectar las concentraciones de T4 total.

La TSH se produce en la glándula pituitaria y forma parte del sistema de retroalimentación del organismo para mantener unas concentraciones estables de hormonas tiroideas T4 y T3 en la sangre. Cuando las concentraciones de estas hormonas en sangre disminuyen, se estimula la glándula pituitaria y se produce la liberación de TSH. Por su parte, la TSH estimula la producción y liberación de T4 y T3 por parte de la glándula tiroides. Cuando el sistema funciona correctamente, la producción de las hormonas se estimula y se inhibe para mantener una concentración adecuada de hormonas tiroideas en la sangre.

La T3 y T4 son las dos principales hormonas producidas por la glándula tiroides, un órgano pequeño en forma de mariposa adosado a la tráquea. De forma conjunta controlan la velocidad a la que el cuerpo utiliza la energía. La mayor parte de T3 y T4 en sangre circula unida a proteínas. Las porciones minoritarias no unidas a proteínas o "libres" son las formas biológicamente activas de las hormonas. Existen pruebas para medir las fracciones de T3 o T4 libres, así como las formas T3 y T4 totales (porción unida y no unida) en sangre.

PREGUNTAS MÁS COMUNES

¿CÓMO SE OBTIENE LA MUESTRA PARA EL ANÁLISIS?

Se obtiene atraves de la Extracción de la muestra por punción de una vena del antebrazo.

¿SE REQUIERE ALGUNA PREPARACIÓN PREVIA PARA ASEGURAR LA CALIDAD DE LA MUESTRA?

Para esta prueba no se requiere ninguna preparación especial. Sin embargo, algunos fármacos pueden interferir con las pruebas incluidas en el perfil tiroideo, por lo que es importante informar al médico acerca de cualquier medicación que se esté tomando

¿POR QUÉ HACER EL ANÁLISIS?

Como ayuda para evaluar la función de la glándula tiroides y en el diagnóstico de alteraciones de la tiroides

¿CUÁNDO HACER EL ANÁLISIS?

Cuando se presentan signos y síntomas sugerentes de hipo- o hipertiroidismo debidos a una enfermedad que afecta la tiroides.

¿QUÉ MUESTRA SE REQUIERE?

La determinación se realiza a partir de una muestra de sangre venosa.

¿ES NECESARIO ALGÚN TIPO DE PREPARACIÓN PREVIA?

Para esta prueba no se necesita ninguna preparación especial. Sin embargo, algunos medicamentos pueden interferir en la medida de algunas pruebas incluidas en este perfil, por lo que es muy importante informar al médico sobre toda la medicación que se esté tomando.

3.4.1 T3 CAPTACIÓN

¿QUÉ ES EL T3?

La captación de resina T3 (también llamada "captación T3" o "T3RU") se realiza como parte de una evaluación de la función tiroidea.

La tiroides es una glándula que se encuentra en el cuello y que produce las hormonas que ayudan a regular muchos procesos del cuerpo, incluyendo el crecimiento, el equilibrio de la energía, la temperatura corporal y el ritmo cardíaco.

La función tiroidea involucra la interacción de muchas hormonas, incluyendo la triyodotironina (T3) y la tiroxina (T4). Ambas hormonas están presentes en dos formas en la sangre: Las formas más abundantes están unidos a una proteína transportadora llamada "globulina fijadora de tiroxina" (TBG), que ayuda a transportar las hormonas a través del cuerpo. La forma menos abundante circula libremente (sin adherirse). Sólo las formas que circulan libremente (T4 y T3 libre) pueden afectar las funciones del organismo

¿POR QUÉ Y PARA QUÉ SIRVE?

Es posible que el médico solicite una captación de resina T3 cuando los síntomas de un niño o los análisis de sangre previos sugieran la posibilidad de una disfunción tiroidea. Al realizarse junto con otros análisis de tiroides —como los niveles de sangre de T3, T4, y la hormona estimulante de la tiroides (TSH)— puede ayudar en el diagnóstico del hipertiroidismo (cuando la glándula tiroides produce demasiada cantidad de la hormona tiroides) y del hipotiroidismo (cuando la glándula produce poca hormona)

PROCEDIMIENTO PARA EL T3

Para realizar un T3RU, no es necesario realizar ningún tipo de preparación. Sin embargo, algunos medicamentos, entre los que se encuentran los anticonvulsivos, los esteroides y las píldoras anticonceptivas, pueden afectar los resultados; por lo tanto, es importante indicarle al médico si su hijo está tomando algún medicamento. El día del análisis, es aconsejable que su hijo lleve una camisa de mangas cortas para facilitar la tarea del personal encargado de la extracción de sangre

PROCEDIMIENTO

En general, un profesional extraerá sangre de una vena. En el caso de lactantes, es posible obtener la sangre con una pequeña punción en el talón con una pequeña aguja (lanceta). Si la extracción de sangre se realiza en una vena, se limpia la superficie de la piel con un antiséptico y se coloca una banda elástica (torniquete) alrededor del brazo para ejercer presión y lograr que las venas se llenen de sangre. A continuación, se inserta una aguja en la vena (por lo general, se hace a la altura del codo en la parte interna del brazo, o en la parte posterior de la mano) y se extrae sangre que se recoge en un vial o una jeringa. Después del procedimiento, se retira la banda elástica. Una vez recolectada la sangre, se retira la aguja y se cubre la zona con algodón o una venda para detener el sangrado. La extracción de sangre para el análisis sólo demora unos minutos.

QUE ES LO QUE ESPERAMOS DE LA PRUEBA

Cualquiera de los métodos de extracción de sangre (en el talón o en una vena) sólo produce una molestia temporal y se siente un pequeño pinchazo. Después de la extracción, es posible que aparezca un pequeño moretón, que desaparecerá

4.2.1 T3 TOTAL

Esta prueba mide el nivel de triyodotironina (T3) en la sangre. La T3 es una de las dos hormonas principales producidas por la tiroides, una glándula pequeña con forma de mariposa ubicada cerca de la garganta. La otra hormona es la tiroxina (T4). La T3 y la T4 funcionan de forma coordinada para regular el uso de energía por el cuerpo. También cumplen un papel importante en el control del peso, la temperatura corporal, la fuerza muscular y el funcionamiento del sistema nervioso.

La hormona T3 se presenta en dos formas:

- T3 ligada, que se une a una proteína

- T3 libre, que no se une a nada

PARA QUE NOS SIRVE LA PRUEBA T3 TOTAL

La prueba de T3 se suele usar para diagnosticar hipertiroidismo, una enfermedad en la que el cuerpo produce demasiada hormona tiroidea.

Las pruebas de T3 se suelen pedir junto con pruebas de T4 y de hormona estimulante de la tiroides (TSH, por sus siglas en inglés).

La prueba de T3 también se puede usar para vigilar el tratamiento de una enfermedad de la tiroides.

PARA QUE NECESITO UNA PRUEBA DE T3

Usted podría necesitar una prueba de T3 si tiene síntomas de hipertiroidismo, como:

Ansiedad

Pérdida de peso

Temblores en las manos

Aumento de la frecuencia cardíaca

Protrusión de los ojos

Dificultad para dormir

Fatiga

Baja tolerancia al calor

Movimientos intestinales más frecuentes

PROCESO DURANTE LA PRUEBA T3

El profesional de la salud toma una muestra de sangre de una vena de un brazo con una aguja pequeña. Después de insertar la aguja, extrae un poco de sangre y la coloca en un tubo de ensayo o frasco. Tal vez sienta una molestia leve cuando la aguja se introduce o se saca, pero el procedimiento suele durar menos de cinco minutos.

QUÉ MEDIDAS DE TOMAR DURANTE LA PRUEBA

La prueba de T3 no requiere ninguna preparación especial. Su médico o profesional

De la salud le dirá si tiene que dejar de tomar algún medicamento antes de su

Prueba. Algunos medicamentos pueden alterar los niveles de T3.

QUE RIESGOS TIENE LA PRUEBA

Los riesgos de un análisis de sangre son mínimos. Tal vez sienta un dolor leve o se

Le forme un moretón donde se inserta la aguja, pero la mayoría de los síntomas

Desaparecen rápidamente.

QUE TIPOS DE NIVELES HAY

Si sus resultados indican que sus niveles de T3 totales o de T3 libre están altos, puede significar que tiene **hipertiroidismo.** Los niveles de T3 bajos pueden significar que tiene hipotiroidismo, es decir, que su cuerpo no está produciendo suficientes hormonas tiroideas.

Los resultados de la prueba de T3 se suelen comparar con los de las pruebas de T4 y TSH para diagnosticar enfermedad de la tiroides.

Si tiene preguntas sobre sus resultados, consulte con su médico o profesional de la salud.

QUE MÁS SE NECESITA SABER SOBRE LA PRUEBA T3

Durante el embarazo se pueden producir cambios en la tiroides. Estos cambios no

Suelen ser serios y la mayoría de las mujeres embarazadas no necesitan pruebas

De T3. Pero el profesional de la salud podría pedir una prueba de T3 durante el

Embarazo si usted tiene:

Síntomas de enfermedades de la tiroides

Antecedentes de enfermedad de la tiroides

Una enfermedad autoinmunitaria

Antecedentes familiares de enfermedad de la tiroides

3.4.3 T4 TOTAL

El análisis de T4 mide el nivel de la hormona T4, también denominada "tiroxina", en la sangre. Esta hormona es producida por la glándula tiroides y ayuda a controlar el metabolismo y el crecimiento. El análisis de T4 se realiza como parte de una evaluación de la función tiroidea.

Es posible realizar dos análisis de sangre como parte del análisis de T4:

- T4 total, que mide la cantidad total de tiroxina en la sangre, lo cual incluye la cantidad adherida a las proteínas de la sangre que ayudan a transportar la hormona a través del torrente sanguíneo
- T4 libre, que mide únicamente la tiroxina que no está adherida a las proteínas (ésta es la porción de T4 presente en la sangre que está disponible para afectar el funcionamiento de muchos tipos de células del organismo)

PARA QUE SER REALIZA

Los médicos tal vez soliciten un análisis de T4 si existen síntomas que indican algún tipo de afección tiroidea. Por ejemplo, una tiroides excesivamente activa, enfermedad que recibe el nombre de "hipertiroidismo", se asocia generalmente con pérdida de peso, ritmo cardíaco acelerado y sudoración.

Una tiroides muy poco activa, enfermedad que recibe el nombre de "hipotiroidismo", puede provocar síntomas como aumento de peso, fatiga y frío. A los bebés recién nacidos se les realizan análisis de rutina para detectar hipotiroidismo ya que si esta enfermedad no se trata, puede provocar discapacidad menta

PROCEDIMIENTO

En general, un profesional extraerá sangre de una vena. En el caso de lactantes, es posible obtener la sangre con una pequeña punción en el talón con una pequeña aguja (lanceta). Si la extracción de sangre se realiza en una vena, se limpia la superficie de la piel con un antiséptico y se coloca una banda elástica (torniquete) alrededor del brazo para ejercer presión y lograr que las venas se hinchen con sangre. A continuación, se inserta una aguja en la vena (por lo general, se hace a la altura del codo en la parte interna del brazo, o en la parte posterior de la mano) y se extrae sangre que se recoge en un vial o una jeringa.

Después del procedimiento, se retira la banda elástica. Una vez recolectada la sangre, se retira la aguja y se cubre la zona con algodón o una venda para detener el sangrado. La recolección de sangre para este análisis sólo demora unos minutos

RESULTADOS

La muestra de sangre es procesada por una máquina. Los resultados suelen estar listos después de algunas horas o al día siguiente.

Por lo general, los resultados de T4 elevados pueden indicar hipertiroidismo, mientras que los resultados bajos de T4 pueden indicar hipotiroidismo. No obstante, para que los médicos diagnostiquen el tipo específico de problema tiroideo, es necesario tener una imagen más detallada por medio de la realización del análisis de T4 con otros análisis de la tiroides, como los que miden la hormona estimulante de la tiroides (TSH), la T3 (triiodotironina) y los anticuerpos antitiroideos.

RIESGOS

El análisis de T4 se considera un procedimiento seguro. Sin embargo, al igual que con muchos otros análisis, es posible que surjan algunos problemas, como los siguientes, al extraer sangre:

- desmayos o mareos
- hematomas (acumulación de sangre debajo de la piel que provoca un moretón o un bulto)
- dolor por los pinchazos para encontrar la vena

3.4.4 YODO PROTEICO

El yodo proteico, que mide la cantidad de yodo circulante unido a las proteínas, da en forma más directa datos sobre la cantidad de hormona tiroidea en la sangre. No se altera por las causas que modifican el metabolismo basal o el de somnolencia, pero puede variar notablemente por la administración de yodo, factor éste, fácilmente controlable.

QUE TIENE QUE VER EL YODO CON LAS TOROIDES

El yodo es importante para producir hormonas tiroideas. Así como la tiroides capta naturalmente el yodo de los alimentos que comemos, hace lo mismo con el yodo radioactivo. Debido a que el yodo radioactivo tiene una pequeña cantidad de radiación, destruye las células tiroideas

CUÁL ES EL TRATAMIENTO PARA EL INTRPERISMO

El objetivo del tratamiento es reducir la cantidad de hormonas tiroideas. Entre las opciones de tratamiento se encuentran

Yodo radioactivo. También llamado radioyodo, el yodo radiactivo es un tratamiento comúnmente administrado desde hace tiempo para casos de hipertiroidismo.

Cirugía. Se extirpa la glándula tiroides (llamado tiroidectomía).

Medicamentos antitiroideos. Estos medicamentos se recetan durante meses o incluso años. A veces las personas los toman para prepararse para el yodo radioactivo o cirugía.

¿CUÁLES SON LOS EFECTOS SECUNDARIOS DEL YODO RADIOACTIVO?

Por lo general, el yodo radioactivo es inocuo. A veces, puede causar dolor de cuello. Sin embargo, no dura mucho tiempo, y los analgésicos pueden aliviar el malestar.

La mayoría de las personas tiene hipotiroidismo (tiroides insuficientemente activa) después del tratamiento. Esta escasez de hormonas tiroideas puede ser temporal, pero a menudo dura toda la vida. Sin embargo, se puede tratar fácilmente con hormonas tiroideas sintéticas.

El riesgo de cáncer de tiroides aparentemente no aumenta en pacientes que reciben yodo radioactivo.

¿El tratamiento con yodo radioactivo es una cura?

En la mayoría de los pacientes, el primer tratamiento con yodo radioactivo cura el hipertiroidismo. Sin embargo, algunas personas necesitan un segundo tratamiento con yodo radioactivo.

¿CÓMO FUNCIONA EL TRATAMIENTO CON YODO RADIACTIVO?

El yodo es importante para producir hormonas tiroideas. Así como la tiroides capta naturalmente el yodo de los alimentos que comemos, hace lo mismo con el yodo radioactivo. Debido a que el yodo radioactivo tiene una pequeña cantidad de radiación, destruye las células tiroideas. Luego, la glándula deja de producir tanta hormona tiroidea. El yodo radioactivo raras veces afecta otras partes del cuerpo.

El yodo radioactivo, también denominado yodo 131 (I-131), se administra en una sola dosis como cápsula o líquido. En la mayoría de los casos, no hay necesidad de hospitalización. El tratamiento con yodo radioactivo puede tomar de 6 a 18 semanas o más para que el efecto sea total. Durante este lapso, es posible que necesite medicamentos antitiroideos.

¿QUIÉNES NO DEBEN TRATARSE CON YODO RADIOACTIVO?

Por motivos de seguridad, las siguientes personas no deben recibir tratamiento con yodo radioactivo:

Las embarazadas o lactantes, o quienes planean salir embarazadas durante los próximos seis meses.

Las personas que no pueden seguir las precauciones de seguridad para la radiación

Niños pequeños que aún no han probado otras opciones de tratamiento

Algunas personas con oftalmopatía activa de Graves (oftalmopatía tiroidea)

¿CÓMO DEBO PREPARARME PARA EL YODO RADIOACTIVO?

Si está tomando medicamentos antitiroideos, deje de hacerlo de cinco a siete días antes del tratamiento. No deje de tomar betabloqueadores (medicamentos como atenolol) si su médico se los ha recetado.

Evite los medicamentos y alimentos con un alto contenido de yodo durante el periodo indicado por su médico. Entre los alimentos con un alto contenido de yodo se encuentran la sal yodada, las algas marinas y otros mariscos, además de los productos lácteos. Las multivitaminas a menudo incluyen yodo, o sea que lea las etiquetas.

3.4.5 INDICADOR DE TIROXINA LIBRE

La FT4I (índice de tiroxina libre) es un análisis para medir la función tiroidea. . Hay varios análisis para evaluar el funcionamiento de la glándula tiroides. La hormona estimulante de la tiroides (TSH) es el análisis que más solicita el médico si considera que su glándula tiroides no funciona correctamente.

FUNCIÓN

La principal hormona secretada por la glándula tiroides es la tiroxina, también conocida como T4 porque contiene cuatro átomos de yodo. Para ejercer sus efectos, la T4 se convierte en triiodotironina (T3), eliminando un átomo de yodo. Esto ocurre principalmente en el hígado y en ciertos tejidos como el cerebro donde actúa la T3. La cantidad de T4 producida por la glándula tiroides es regulada por otra hormona que se produce en la glándula pituitaria, la cual está localizada en la base del cerebro, y la hormona se conoce como hormona estimulante de la tiroides (TSH). La cantidad de TSH que la glándula pituitaria envía al torrente sanguíneo, depende de la cantidad de T4 que ve la pituitaria. Si la pituitaria ve poca T4, entonces produce más TSH para indicarle a la glándula tiroides que debe producir más T4. Una vez que la T4 en la sangre sube por encima de cierto nivel, se suspende la producción de TSH por parte de la pituitaria. De hecho, la tiroides y la pituitaria actúan en cierto modo como un calentador y un termostato. Cuando el calentador está apagado y hace frío, el termostato lee la temperatura y enciende el calentador. Cuando la temperatura sube al nivel apropiado, el termostato siente esto y apaga el calentador. De esta manera la tiroides y la pituitaria, al igual que un calentador y un termostato, se encienden y se apagan. Esto se ilustra en la figura anterior.

La T4 y T3 circulan casi completamente unidas a proteínas de transporte específicas, y existen algunas situaciones en las cuales el nivel de estas proteínaen la sangre puede cambiar, lo cual producirá también cambios en los niveles de T4.)

PRUEBAS

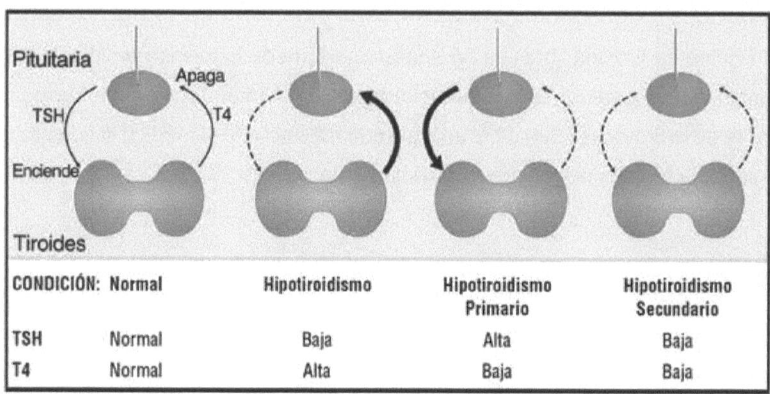

CONDICIÓN:	Normal	Hipotiroidismo	Hipotiroidismo Primario	Hipotiroidismo Secundario
TSH	Normal	Baja	Alta	Baja
T4	Normal	Alta	Baja	Baja

Las pruebas sanguíneas para medir la TSH, T4, T3 y T4 libre están fácilmente disponibles y son usadas ampliamente. Las pruebas para valorar la función tiroidea incluyen las siguientes:

PRUEBA DE TSH

La mejor manera de medir inicialmente la función tiroidea es medir el nivel de TSH en una muestra de sangre. Un nivel de TSH elevado indica que la glándula tiroides está fallando debido a un problema que afecta directamente a la glándula (hipotiroidismo primario). La situación opuesta, en la cual el nivel de TSH está bajo, generalmente indica que la persona tiene una glándula hiperactiva que está produciendo demasiada hormona tiroidea (hipertiroidismo). Ocasionalmente, una TSH baja puede ser el resultado de una anormalidad en la glándula pituitaria, que previene que esta produzca suficiente TSH para estimular a la tiroides (Hipotiroidismo secundario). En la mayoría de los individuos sanos, un valor de TSH normal indica que la tiroides está funcionando normalmente.

PRUEBAS DE T4

La T4 circula en la sangre de dos maneras:

T4 unida a proteínas, lo que previene que la T4 entre en los tejidos que necesitan hormona tiroidea

T4 libre, la cual entra los tejidos apropiados para ejercer sus funciones. La fracción de T4 libre es la más importante para determinar cómo está funcionando la tiroides, y las pruebas que miden esta fracción se llaman T4 libre (FT4) y el Índice de T4 libre (FT4I o FTI). Las personas con hipertiroidismo tendrán FT4 o FTI elevados, mientras que los pacientes con hipotiroidismo tendrán un nivel bajo de FT4 o FTI.

La combinación de la TSH y la FT4 o FTI ayuda a determinar en forma exacta como está funcionando la glándula tiroides.

El hallazgo de una TSH alta y FT4 o FTI baja indica hipotiroidismo primario debido a enfermedad de la glándula tiroides. Una TSH baja combinada con FT4 or FTI bajas indica hipotiroidismo debido a un problema que afecta la glándula pituitaria. Una TSH baja y FT4 o FTI elevada se encuentra en personas con hipertiroidismo.

PRUEBAS DE T3

Las pruebas de T3 suelen ser útiles para diagnosticar hipertiroidismo o para determinar la severidad del hipertiroidismo. Los pacientes hipertiroideos tendrán niveles elevados de T3. En algunos individuos con TSH baja, sólo la T3 está elevada, y la T4 libre o FTI estarán normales. La prueba de T3 rara vez es útil en pacientes con hipotiroidismo, ya que esta es la última prueba en alterarse. Los pacientes pueden tener hipotiroidismo severo con niveles de TSH elevados y FT4 o FTI bajos, pero tener niveles de T3 en rango normal. En algunas situaciones, como puede ser durante el embarazo o cuando se está tomando píldoras anticonceptivas, pueden existir niveles elevados de T4 y T3 totales. Esto es debido a que el estrógeno aumenta el nivel de proteínas de unión. En estas situaciones es mejor solicitar ambos niveles de TSH y de T4 libre (FT4) para evaluación de la tiroides.

PRUEBAS DE ANTICUERPOS CONTRA LA TIROIDES.

El sistema inmune del cuerpo normalmente nos protege contra invasores extraños como son las bacterias y los virus, destruyendo estos invasores con sustancias conocidas como anticuerpos, los cuales son producidos por las células sanguíneas llamadas linfocitos. En muchos pacientes con hipotiroidismo o hipertiroidismo, los linfocitos producen anticuerpos contra su propia tiroides, que o bien estimulan o dañan la glándula. Dos anticuerpos comunes que causan problemas de tiroides están dirigidos contra proteínas de las células tiroideas: La Tiroperoxidasa (TPO) y la tiroglobulina. La medición de los niveles de anticuerpos contra la tiroides puede ayudar a diagnosticar la causa de los problemas de tiroides. Por ejemplo, la presencia de anticuerpos anti- tiroperoxidasa y/o anti-tiroglobulina en un paciente con hipotiroidismo puede ayudar a establecer el diagnóstico de tiroiditis de Hashimoto. Si los anticuerpos son positivos en un paciente hipertiroideo, el diagnóstico más probable es enfermedad autoinmune de la tiroides.

TIROGLOBULINA

La tiroglobulina (Tg) es una proteína producida por las células tiroideas normales y también por las células tiroideas cancerosas. No es una medida de la función tiroidea y no ayuda a diagnosticar cáncer de tiroides cuando la glándula tiroides está todavía presente. Se utiliza con más frecuencia en pacientes que han tenido cirugía para tratar el cáncer de tiroides, con el fin de monitorearlos después del tratamiento. La Tg está incluida en este folleto sobre pruebas de función tiroidea para indicar que, aunque se mide con frecuencia en ciertas situaciones e individuos, la Tg no es una medida primaria de la función de la hormona tiroide

3.4T.6 TSH (TIROTROFINA)

La prueba de la tirotropina (TSH, por sus siglas en inglés, y también conocida como hormona estimulante de la glándula tiroidea), es una prueba habitual en los análisis de sangre que se utiliza para evaluar lo bien que está funcionando la glándula tiroidea. Esta glándula está ubicada en la parte inferior y anterior del cuello. La TSH se fabrica en la hipófisis, una glándula del tamaño de un guisante localizada en la base del cerebro.

Cuando la glándula tiroidea está fabricando una cantidad insuficiente de hormonas tiroideas (una afección denominada "hipotiroidismo"), la hipófisis fabrica una mayor cantidad de TSH a fin de estimular a la glándula tiroidea y aumentar la producción de dichas hormonas. Pero si la hipófisis no funciona bien, es posible que fabrique una cantidad insuficiente de TSH, lo que también podría provocar un hipotiroidismo.

Si la glándula tiroidea está fabricando una cantidad excesiva de hormonas tiroideas (una afección que recibe el nombre de "hipertiroidismo"), la hipófisis fabricará menos TSH a fin de reducir la producción de dichas hormonas por parte de la glándula tiroidea.

Los síntomas del hipotiroidismo en los niños incluyen cansancio, piel seca, estreñimiento, enlentecimiento del crecimiento y retraso del desarrollo durante la pubertad. El hipertiroidismo puede provocar una pérdida inesperada de peso, frecuencia cardíaca rápida o irregular, sudoración, nerviosismo e irritabilidad.

Tanto si un niño padece hipotiroidismo como si padece hipertiroidismo, puede desarrollar bocio, un bulto en el cuello que resulta del agrandamiento de la glándula tiroidea. Ambas afecciones tienen tratamiento.

PARA QUE SE REALIZA

La prueba de la tirotropina se utiliza para:

- diagnosticar y supervisar el tratamiento de un trastorno de la glándula tiroidea
- ayudar a evaluar el funcionamiento de la hipófisis

Es posible que el pediatra de su hijo solicite la prueba de la tirotropina si su hijo presenta síntomas de hiper o de hipotiroidismo o si su glándula tiroidea parece estar agrandada. Si a su hijo ya se le han diagnosticado un trastorno en la glándula tiroidea, su pediatra le pedirá esta prueba a intervalos regulares para supervisar la eficacia del tratamiento.

En muchos estados, la prueba de la tirotropina se practica de forma sistemática a todos los recién nacidos como parte de un programa de selección para diagnosticar y tratar el hipotiroidismo congénito (presente desde el nacimiento).

PREPARACIÓN

No es necesario que su hijo haga ayuno ni que limite su nivel de actividad antes de hacerse la prueba de la tirotropina. De todos modos, hay algunos medicamentos que pueden alterar los resultados de esta prueba. Consulte al pediatra de su hijo para saber si debería dejar de tomar algún medicamento hasta que le hayan hecho el análisis de sangre. El estrés excesivo y las enfermedades agudas o crónicas también pueden alterar los resultados de esta prueba.

Si el día en que le hagan el análisis de sangre, su hijo lleva camisa o camiseta de manga corta, facilitará la tarea al personal técnico encargado de hacer la extracción de sangre.

PROCEDIMIENTO

Por norma general, un profesional de la salud extraerá la muestra de sangre desde una vena. Si se trata de un lactante, lo más probable es que le extraigan la muestra de sangre punzándole el talón con una pequeña aguja (o lanceta). Si la extracción se hace desde una vena, se limpia la superficie de la piel con un antiséptico y se coloca una goma elástica (que hace de torniquete) en la parte superior del brazo para ejercer presión y conseguir que las venas se hinchen y se llenen de sangre. A continuación, se inserta una aguja en el interior de una vena (generalmente en la cara interna del codo o en el dorso de la mano) y la sangre se extrae y se recoge en un vial o en una jeringuilla.

Después del procedimiento, se retira la goma elástica. Una vez recogida la sangre, se extrae la aguja y se cubre la zona con un trocito de algodón para detener el sangrado y luego se coloca una tirita o pequeño vendaje. La extracción de sangre para llevar a cabo esta prueba sólo dura unos pocos minutos.

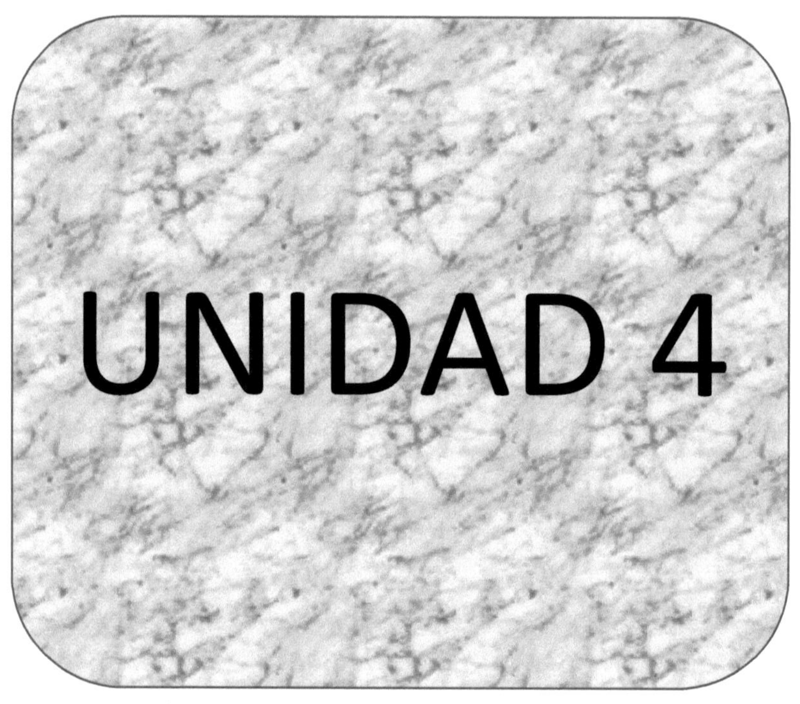

UNIDAD 4

4. UNIDAD 4: PERFILES POCO COMUNES

4.1 PANEL TORCH

El perfil ToRCH es un conjunto de análisis sanguíneos y se utilizan para diagnosticar enfermedades infecciosas distintas en bebés que acaban de nacer, **(Diagnósticos, 2020)**. La prueba de ToRCH es un panel de flujo lateral cualitativo diseñado para la detección de anticuerpos de IgG/IgM de toxoplasma gondii (TOXO), citomegalovirus (CMV), Rubéola, Herpes simple virus 1 y 2 (HSV-1 y HSV-2) en suero humano o plasma, **(KaBlaClinical, 2020)**.

4.1.1 TOXOPLASMOSIS:

Toxoplasma gondii es un protozoo tisular de distribución cosmopolita, intracelular obligado, del *Phylum Apicomplexa*. La toxoplasmosis congénita (TC) es una enfermedad poco frecuente, sin embargo, sus graves consecuencias en algunos niños hacen que sea motivo de interés y preocupación por parte de obstetras y pediatras, **(Cofre, y otros, 2016)**. La transmisión del parásito de la madre al hijo puede ocurrir únicamente cuando la infección se adquiere por primera vez durante el embarazo y su frecuencia aumenta gradualmente con el progreso de la gestación. La mayoría de los RN infectados son aparentemente sanos y pueden presentar las manifestaciones de la infección años después del nacimiento, **(Cofre, y otros, 2016)**.

4.1.1.1 CUADRO CLÍNICO:

- Tiene compromiso del sistema nervioso central o puede ser asintomática. Se presenta una corio-retinitis, convulsiones o hidrocefalia por estenosis de un acueducto. Puede tener secuelas o desarrollar corio-retinitis, sordera, hidrocefalia, RM o RDSM años más tarde, por lo que requieren tratamiento, **(Cofre, y otros, 2016)**.

4.1.1.2 **DIAGNÓSTICO:**

El diagnóstico de la infección por T. gondii está basada primariamente en el estudio serológico.

* IgM es lo primero en aparecer, generalmente 1 semana después de la infección y luego decrecientes a partir de los 9 meses, llegando a la negativización, puede persistir IgM por 2 o más años, la detección de IgM-anti-*Toxoplasma* significa infección aguda, y primoinfección de la gestante.
* IgG aparece a partir de las 2 semanas de infección llegando a los 3 meses, 6 meses y luego de 1 año inicia un lento descenso hasta llegar a su nivel más bajo que se mantiene de por vida.
* IgA tiene una cinética de producción similar a IgM, más tardío y persistencia de los anticuerpos por 3-4 meses post infección aguda, se considera como un buen marcador de infección aguda, la detección de IgA en el recién nacido con infección congénita muestra una especificidad considerable pero no siempre puede detectarse y su detección es limitada.

Un resultado positivo puede tener dos interpretaciones:

• La IgG específica positivo es debida a una infección previa al embarazo.

•La IgM negativo indica que la infección fue antes del embarazo y sin riesgo para el feto, **(Cofre, y otros, 2016)**.

4.1.1.3 **DIAGNÓSTICO PRENATAL:**

Es necesario cuando los resultados serológicos en la mujer embarazada son indicativos de infección durante la gestación o cuando existe evidencia ecográfica de daño fetal. El diagnóstico de infección fetal se basa en la detección del parásito y/o en la respuesta inmune específica en el feto. La detección del parásito por reacción de polimerasa en cadena (RPC) en muestras de líquido amniótico por amniocentesis es más rápida, sensible y segura que los métodos tradicionales (serología, cultivo e inoculación en ratón) siendo el método de elección, **(Cofre, y otros, 2016)**.

4.1.1.4   **DIAGNÓSTICO EN EL RN:**

La IgM o IgA pueden no ser detectadas hasta en 70% de los niños infectados en el primer trimestre de gestación, la desaparición de la IgG en el primer año de vida descarta la infección. En el momento del parto se puede realizar estudio con RPC de la placenta lo que traduce la infección con especificidad del 97%, **(Cofre, y otros, 2016)**.

4.1.2   **RUBÉOLA:**

Enfermedad exantemática clásica de la infancia e inmunoprevenible, que tiene como único reservorio al ser humano. Este virus ARN de polaridad positiva pertenece a la familia *Togaviridae*, al género *Rubivirus* y es el único exponente de este género con sólo un serotipo. Posee tres polipéptidos estructurales: las glicoproteínas E1, E2 y proteína de la cápside C y proteínas no estructurales que participan en la replicación y transcripción, se transmite por vía respiratoria a través de gotitas, contacto y por vía transplacentaria, **(Cofre, y otros, 2016)**.

4.1.2.1   **SÍNDROME DE RUBÉOLA CONGÉNITA:**

Los defectos más frecuentes en este síndrome son las anomalías cardíacas, microcefalia, hipoacusia sensorio neural, bajo peso de nacimiento, cataratas congénitas, hipoplasia del iris, microftalmos y retinopatía visualizada, **(Cofre, y otros, 2016)**.

4.1.2.2   *DIAGNÓSTICO EN* **MUJER EMBARAZADA:**

o   Presencia de IgG en ausencia de IgM indica que la mujer está protegida, por vacunación o infección antigua, aparece desde la segunda semana.

o IgM: positiva después de tres días de iniciado el exantema y perdura por ocho semanas.

o Presencia de IgG y de IgM en una paciente, nos hace sospechar la presencia de primoinfección.

4.1.2.3 DIAGNÓSTICO EN RECIÉN NACIDO:

o La presencia de anticuerpos IgG significa que los anticuerpos IgG de la madre han pasado al feto durante el embarazo, y que estos anticuerpos pueden protegerlo de una infección por rubéola.

o La presencia de anticuerpos IgM en un recién nacido indica que contrajo la infección durante el embarazo, ya que los anticuerpos IgM de la madre no pueden pasar al feto a través del cordón umbilical, **(Cofre, y otros, 2016)**.

4.1.3 INFECCIÓN POR CITOMEGALOVIRUS:

Citomegalovirus (CMV), es un virus ADN, ubicuo, de la familia *Herpesviridae* y específico del ser humano. Es el principal agente causal de infección congénita y la primera causa de hipoacusia neuro-sensorial no genética y de retardo mental adquirido en la infancia, **(Cofre, y otros, 2016)**. Puede transmitirse por saliva, leche materna, secreciones cervicales y vaginales, orina, semen, heces, sangre, trasplantes de tejidos o de órganos o a través de fómites contaminados.

4.1.3.1 CUADRO CLÍNICO:

Las manifestaciones clínicas de la enfermedad por CMV son inespecíficas, por lo que se hace necesaria la utilización de técnicas microbiológicas más específicas.

4.1.3.2 DIAGNÓSTICO EN MUJER EMBARAZADA:

No existe un tamizaje para la detección de CMV en el embarazo por la falta de una terapia que haya demostrado efectivamente la prevención de la infección congénita.

• La detección de IgG puede traducir exposición previa al embarazo o puede aumentar producto de una reinfección con una nueva cepa de CMV o reactivación del virus latente durante el embarazo. La detección de IgG identifica la infección primaria, indicando indica infección pasada en algún momento durante la vida de ese individuo.

- En caso de existir detección de IgM e IgG combinada con baja avidez de IgG sugiere una infección primaria por CMV ocurrida en los últimos 3-4 meses.

4.1.3.3 DIAGNÓSTICO EN RECIEN NACIDO:

El diagnóstico se realiza con la detección de CMV en cultivos acelerados de muestras de orina y saliva ya que éstas presentan altas y constantes concentraciones de CMV, deben ser obtenidas durante las primeras dos o tres semanas de vida), debido a que, la excreción viral después de ese plazo puede reflejar una infección adquirida en forma postnatal (canal del parto o leche materna), **(Cofre, y otros, 2016).**

4.1.4 HERPES SIMPLEX:

Los virus herpes simplex (VHS) 1 y 2 pertenecen a la familia *Herpesviridae*. Son virus con un ADN de doble hebra, recubiertos por una nucleocápside icosaédrica; estructuralmente son prácticamente indistinguibles entre sí. El hombre es el único reservorio natural conocido. Se contagia desde un individuo con lesiones en la piel o mucosas o durante su excreción asintomática a través de la saliva (VHS-1), el semen o secreción vaginal (VHS-2), **(Cofre, y otros, 2016).**

4.1.4.1 CUADRO CLÍNICO:

Se presentan cicatrices, aplasia cutis, hiperpigmentación o hipopigmentación; hallazgos oftalmológicos: microftalmia, corio-retinitis, atrofia óptica y hallazgos neurológicos: calcificaciones intracraneales, microcefalia y encéfalo-malacia, encefalitis herpética o enfermedad de piel-ojo-boca. La infección de piel, ojo y boca: se presenta a los 10-12 días de vida, es limitada en extensión y 80% presenta vesículas en el examen físico, **(Cofre, y otros, 2016).**

4.1.4.2 *DIAGNÓSTICO:*

El aislamiento de VHS o cultivo viral sigue siendo el método definitivo de diagnóstico de la infección por VHS neonatal. Los estudios serológicos no se recomiendan de forma rutinaria para diagnóstico en las infecciones por VHS neonatal, para ello se requiere hisopado de boca, nasofaringe, conjuntiva y ano, muestra de la base de vesículas cutáneas destechadas, LCR o sangre, **(Cofre, y otros, 2016)**.

4.1.5 **V.I.H.**

El virus de la inmunodeficiencia humana (VIH) causa el síndrome de inmunodeficiencia adquirida (SIDA). El virus destruye o debilita las células del sistema inmunológico. Un sistema inmunológico débil disminuye con el tiempo la capacidad del organismo de luchar contra infecciones y ciertos cánceres. El término "SIDA" significa que la infección de VIH está en sus etapas más avanzadas, **(Company, 2019)**. Puede trasmitirse vía vertical (madre-hijo), sexual (adultos y adolescentes con VIH, ingresando al organismo a través del revestimiento de la vagina, la vulva, el pene, el recto o la boca a través de la actividad sexual), sangre infectada o por agujas o punzocortantes.

4.1.5.1 **CUADRO CLÍNICO:**

La mayoría de los bebés que nacen de una mujer VIH positiva se convierten en VIH-positivos si la madre y el bebé tienen una adecuada atención prenatal y postparto, los bebés que están infectados con VIH frecuentemente no tienen síntomas por los primeros 2 a 3 meses. Los síntomas más habituales son: fiebre, inflamación ganglios del cuello, malestar, erupción cutánea, pérdida de apetito.

4.1.5.2 **DIAGNÓSTICO:**

- El diagnóstico del VIH se realiza mediante un análisis de sangre que identifica alguno de los componentes del virus (principalmente su RNA) o los anticuerpos formados frente a alguno de esos componentes.
- Pruebas complementarias para confirmar el diagnóstico, como el Western blot.
- La determinación cuantitativa del RNA, denominada "carga viral" se ha incorporado como prueba de rutina.

4.1.6 **VDRL:**

La prueba del VDRL constituye una técnica serológica con la suficiente sensibilidad y especificidad para complementar el diagnóstico de sífilis y analizar la respuesta al tratamiento específico, el VDRL es una técnica de floculación que utiliza el antígeno de cardiolipina para detectar anticuerpos antitreponémicos inespecíficos producidos por el individuo ante una infección sifilítica. Se practica normalmente en lámina de cristal, en la que se mezcla el suero del paciente (previamente calentado para inactivar el complemento), con una suspensión fresca de antígeno de cardiolipina; esta mezcla se agita de forma rotatoria y al cabo de pocos minutos puede observarse la floculación utilizando un microscopio de bajo aumento; sus resultados pueden expresarse tanto cualitativa como cuantitativamente.

4.1.6.1 **PROCEDIMIENTO:**

En la prueba de VDRL, el suero del paciente es inactivado a 56° C por 30 minutos, si se usa líquido cefalorraquídeo (LCR) sólo se debe centrifugar, luego la muestra se mezcla con un antígeno, que es una solución buffer salina de cardiolipina y lecitina adosadas a partículas de colesterol. Esta prueba se puede realizar en lámina y ser observada al microscopio como un precipitado de partículas finas (floculación), o se puede realizar en un tubo de ensayo y ser leída macroscópicamente.

4.1.6.2 **RESULTADOS:**

Los resultados de VDRL en lámina son comunicados como no reactivos (no hay floculación, débilmente reactivos (ligera floculación, y reactivos floculación definitiva, todos los sueros reactivos se diluyen seriadamente, a cada dilución se le realiza la prueba de VDRL y se registra el título máximo obtenido, **(Sanguineti-Díaz, 2000)**.

4.1.7 **¿QUÉ SIGNIFICA EL RESULTADO?:**

Los resultados se entregan generalmente como positivo o negativo indicando la presencia o ausencia de los anticuerpos IgG e IgM para cada uno de los agentes infecciosos incluidos en el panel TORCH. Lo normal sería que no se detectaran anticuerpos de tipo IgM en la sangre. La presencia de anticuerpos IgM indica una infección actual o reciente por el microorganismo. La presencia de anticuerpos IgM en el recién nacido indica una elevada probabilidad de que exista esa infección. La presencia de anticuerpos IgG junto con la ausencia de los IgM en el recién nacido puede reflejar la transferencia pasiva de los anticuerpos maternos y no indica una infección activa en el niño, **(Consejo, 2017).** La presencia de anticuerpos IgG en una mujer embarazada puede ser un signo de una infección antigua por alguno de estos agentes infecciosos, **(Consejo, 2017).**

4.2 PANEL DE HEPATITIS:

4.2.1 ¿QUÉ ES EL PANEL DE HEPATITIS?:

El panel es un análisis de sangre que detecta si usted tiene una infección por el virus de la hepatitis. Estos análisis detectan si su cuerpo ha producido anticuerpos contra un virus de la hepatitis o partes de un virus específico, **(Bass P., Fraser M., 2017).** Estos microorganismos se han ido nombrando sucesivamente con las letras del abecedario: A, B, C, D, E y G., **(Fernández, G., & J., 2014).**

Características de los virus hepatotropos

VIRUS	Familia	Vía de transmisión	Período de incubación	Duración de la enfermedad	Complicaciones	Prevalencia	Vacuna
VHA	*Picornaviridae*	Fecal-oral	15-50 días	Siempre autolimitada; puede durar hasta 12 semanas	Falla hepática fulminante (0,1%)	Mayor en países en vías de desarrollo	Si
VHB	*Hepadnaviridae*	Sangre y fluidos (semen y secreciones vaginales), vertical	4-10 semanas	Autolimitada o crónica	Cirrosis y CHC **	Mundial: 5% Colombia: 1%-10%	Si
VHC	*Flaviviridae*	Sangre (transfusiones, reutilización de agujas), sexual y vertical*	6-12 semanas	Autolimitada o crónica	Cirrosis y CHC **	Mundial: 0,1%-5% América: 1,7% Colombia: 0,8%-1%	No
VHD	*Deltavirus* ***	Parenteral, sexual, perinatal y vertical (raramente) ****.		Autolimitada o crónica	Cronicidad con VHB	Mundial: 5% de las personas infectadas con VHB	Indirectamente vacuna de VHB
VHE	*Hepeviridae*** (antes Calicivirus)	Fecal-oral	4-5 semanas	Siempre autolimitada	Alta mortalidad en gestantes		No
VHG	*Flaviviridae*	Se cree que es igual al VHC		Autolimitada o crónica	No produce inflamación ni alteración de la función hepática	Mundial: 15%	No

Tabla 1: Características de los virus hetapotropos, **CITATION Jar11 \l 3082 (Jaramillo, García, & Restrepo, 2011).**

4.2.2 **TIPOS DE VIRUS DE HEPATITIS:**

4.2.2.1 VIRUS DE HEPATITIS A:

El virus Hepatitis A (HVA) fue aislado por primera vez en 1975 en las heces de los pacientes que incubaban la enfermedad, **(Ramella & Gonzàlez, 2009).**

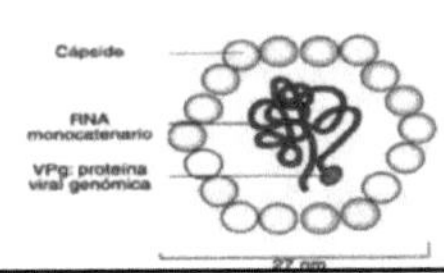

Fig. 2: Esquema de la estructura del virus de hepatitis A, CITATION Mar09 \l 3082 (Ramella &

La hepatitis A está causada por un virus ARN de la familia *Picornaviridae* y género *Hepatovirus*. Tiene morfología icosaédrica sin envuelta (desnudo), de unos 28 nm de diámetro y un sólo genoma de ARN lineal de polaridad positiva. La cápside está formada por cuatro proteínas estructurales (VP1-VP4). Este virus es muy resistente a altas temperaturas, ácidos y álcalis, **(Fernández, G., & J., 2014).** Su transmisión ocurre por vía fecal-oral por lo que la principal fuente de infección son las aguas o alimentos contaminados con heces hace que la infección por VHA, **(Jaramillo, García, & Restrepo, 2011).**

4.2.2.1.1 **CUADRO CLÍNICO:**

El período de incubación puede durar entre 15 y 50 días, durante este tiempo y hasta dos semanas después del comienzo de los síntomas hay eliminación de viriones en la materia fecal, **(Jaramillo, García, & Restrepo, 2011).** La infección tiene una fase de replicación en el hepatocito y otra fase inmunocitopática causando alteración en la arquitectura del lobulillo hepático y proliferación del mesénquima y de los conductos biliares, por destrucción de los hepatocitos por los linfocitos T citotóxicos (LCD8$^+$), **(Fernández, G., & J., 2014).** La infección por VHA dura hasta 12 semanas y es siempre autolimitada. La infección puede ser asintomática, sobre todo en niños, y solo en el 0,1% de los casos se complica con falla hepática que puede llevar a la muerte y en personas susceptibles podría desencadenar hepatitis autoinmune, **(Jaramillo, García, & Restrepo, 2011).** Ocasionalmente cursa un cuadro de aparición brusca, pseudo-gripal, con fiebre, astenia, mialgias o artralgias, anorexia, náuseas y vómitos, también, con estreñimiento o diarrea, dolor en el hipocondrio derecho, a veces con prurito e ictericia, que dura entre 1-2 semanas, **(Fernández, G., & J., 2014).**

4.2.2.1.2 DIAGNÓSTICO:

La hepatitis A no puede distinguirse de las otras hepatitis virales por las características clínicas o epidemiológicas, ya que las hepatitis virales son muy similares, los signos y síntomas clínicos están acompañados de alteraciones bioquímicas como el aumento de las enzimas de citólisis y colestasis (ALT, AST, GGT, bilirrubina, fosfatasa alcalina, coagulación). El diagnóstico de certeza consiste en la detección de la presencia de anticuerpos específicos de clase IgM o del genoma viral, **(Fernández, G., & J., 2014).**

4.2.2.1.2.1 MARCADORES SEROLÓGICOS:

Los marcadores serológicos y moleculares del VHA son utilizadas en el manejo de la hepatitis A, es fundamenta en la detección de anticuerpos específicos de clase IgM e IgG frente antígenos virales del VHA en muestra de suero y plasma.

☐ IgM anti-VHA: En general el diagnóstico de la infección aguda por el VHA se establece por la presencia de anticuerpos específicos frente al virus de tipo IgM (IgM anti-VHA), que son los primeros en aparecer y se detectan durante un periodo de tiempo prolongado (de 3 a 6 meses), su presencia coincide con la fase sintomática. Los pacientes con hepatitis aguda A tienen anticuerpos IgM anti-VHA en niveles detectables 5-10 días antes de la aparición de los síntomas hasta los 6 meses de la infección, **(Fernández, G., & J., 2014).**

☐ IgG anti-VHA: Los anticuerpos específicos de clase IgG (IgG anti-VHA), aparecen durante la fase de convalecencia, coinciden durante un tiempo con los de clase IgM y persisten confiriendo inmunidad que protege de la enfermedad, **(Fernández, G., & J., 2014).** Estos anticuerpos no distinguen entre infección actual o pasada, aparecen después de la inmunización pudiendo cuantificarse los sistemas más utilizados son equivalentes a los empleados para la detección de la IgM, **(Fernández, G., & J., 2014).** La presencia de IgG muestra contacto previo con el virus y se determina para estudios de prevacunación y seroprevalencia, **(Canton & Cercenado, 2004)**.

4.2.2.1.2.2 **MARCADORES MOLECULARES:**

☐ ARN del VHA: La detección directa molecular del ARN viral durante la fase aguda de la infección a partir de muestras de heces o suero utilizando métodos de amplificación de ácidos nucleicos, la tecnología utilizada para la amplificación y detección del ARN-VHA se fundamenta en la reacción de transcripción inversa seguida de la reacción en cadena de la polimerasa (RT-PCR), **(Fernández, G., & J., 2014)**.

☐ Genotipo viral: En base a su diversidad genética en la región VP1 del genoma viral, el VHA se clasifica en seis genotipos, solo el I, II y III, y los correspondientes subtipos A y B son capaces de infectar al hombre, las secuencias amplificadas por RT-PCR del ARN permite determinar los diferentes genotipos virales, **(Fernández, G., & J., 2014)**.

4.2.2.1.2.3 **TÉCNICAS RÁPIDAS:**

Existen pruebas rápidas para detectar anticuerpos específicos de clase IgM frente al VHA en muestras de suero o plasma, basadas en la inmunoadherencia por inmunocromatografía de flujo lateral. La detección directa por inmunomicroscopía electrónica de los viriones en las heces de los pacientes es otra posibilidad poco práctica, **(Fernández, G., & J., 2014)**.

4.2.2.2 VIRUS DE LA HEPATITIS B:

Pertenece a la familia *Hepadnaviridae*, de 42 nm de diámetro y cuenta con una nucleocápside de morfología icosaédrica y una envuelta lipídica. La

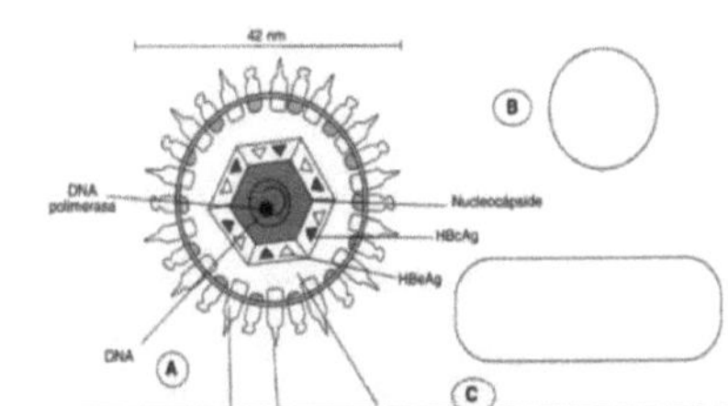

Fig. 3: Esquema de la estructura del virus de hepatitis B, partículas subvirales esféricas. A: partícula de DANE, B: partículas esférica y C: partículas filamentosas, **CITATION Mar09 \l 3082 (Ramella & Gonzàlez, 2009)**.

cápside, contiene el genoma que consiste en una molécula circular de ADN circular bicatenario.

Este pequeño genoma contiene siete señales de iniciación de la transcripción que definen genes parcialmente solapantes, con una capacidad de codificar proteínas muy superiores a la que cabría esperar de su tamaño, se distinguen 4 genes: C, P, S y X, **(Fernández, G., & J., 2014)**.

Se transmite por lo general de la madre al niño durante el parto o de niños infectados a niños sanos durante los primeros cinco años, por pinchazos, tatuajes, perforaciones y exposición a sangre o líquidos corporales infectados como la saliva, el semen, el flujo vaginal y menstrual, y sexual, **(Organización Mundial de la Salud, 2020)**.

4.2.2.2.1 **CUADRO CLÍNICO:**

La mayoría de las personas no tienen síntomas inmediatamente al infectarse, pero pueden ictericia, orina oscura, cansancio extremo, náuseas, vómitos y dolor abdominal. En un pequeño grupo de personas, la hepatitis aguda puede dar lugar a una insuficiencia hepática aguda potencialmente mortal. Puede causar una infección hepática crónica desembocando en cirrosis o cáncer hepático, **(Organizaciòn Mundial de la Salud, 2020)**.

4.2.2.2.2 **DIAGNÓSTICO:**

Las manifestaciones clínicas no permiten diferenciar la hepatitis b de las causadas por otros virus, por lo que es primordial confirmar el diagnóstico mediante pruebas analíticas y permite distinguir las infecciones agudas de las crónicas.

4.2.2.2.2.1 **MARCADORES SEROLÓGICOS:**

☐ **Anticuerpos anti-HBs:** El HBsAg provoca la aparición de anticuerpos neutralizantes contra sus epítopos conformacionales. Están dirigidos frente a varios lugares antigénicos del HBsAg y se denominan genéricamente anti-HBs, **(Fernández, G., & J., 2014)**. Algunos anticuerpos son únicos para determinadas cepas del virus. Estos anticuerpos también se detectan, con diferente sensibilidad, **(Fernández, G., & J., 2014)**. La presencia de este marcador indica inmunidad de larga duración frente a la reinfección y en los vacunados es el único marcador de VHB presente y se considera que un individuo está protegido. En los individuos vacunados, la respuesta no es tan intensa como la que ocurre tras la infección y los anticuerpos inducidos mediante aquella declinan a mayor velocidad hasta su posible total desaparición, **(Fernández, G., & J., 2014)**.

☐ **Anticuerpos anti-HBc: clase IgM e IgG:** Los anti-HBc producidos inicialmente son predominantemente de clase IgM con escasa concentración de IgG e IgA. Alcanzan su concentración más elevada coincidiendo con el momento de la máxima expresión clínica cuando su tasa comienza a disminuir de forma progresiva hasta hacerse indetectables en el plazo de unos 3 a 6 meses. Solo en la infección crónica es posible y de forma intermitente, su detección en concentraciones más bajas, permitiendo clasificar la aparición de un cuadro agudo como de reactivación de la infección pudiendo decir que el anti-HBc IgM es un marcador de actividad inflamatoria de la infección, **(Fernández, G., & J., 2014)**. El anti-HBc IgG es detectable con los síntomas iniciales de la infección y persiste en el suero durante toda la enfermedad y más allá de la curación clínica. Al contrario, con la IgM, la concentración de los anticuerpos de clase IgG continua en ascenso hasta la convalecencia y permanecen detectables de por vida. Su positividad indica contacto con el virus y aunque se encuentra a títulos muy elevados en las fases agudas y convalecientes, no es un anticuerpo protector. Los títulos están sujetos a variaciones moderadas debido probablemente al estímulo continuado del sistema inmune provocado por la producción intermitente de las proteínas virales, **(Fernández, G., & J., 2014)**. El anti-HBc es el marcador visible debido a que es la curación de la enfermedad que, con el tiempo, se pueden haber perdido el resto de los marcadores; la segunda, una prolongada etapa de "seroconversión HBsAg/anti-HBs" en la que HBsAg es negativo por producirse en cantidades que la prueba diagnóstica no puede detectar o por estar conjugado con anti-HBs y tercera, pacientes infectados crónicos replicadores que producen muy poco HBsAg. El anti-HBc

IgG siempre es detectable después de la infección, pero su presencia no siempre indica infección activa, **(Fernández, G., & J., 2014)**.

☐ Antígeno de la cápside: HBcAg (antígeno de la nucleocápside o antígeno del "core"): El "core" del VHB está formado por ácido nucleico, ADN polimerasa y una nucleoproteína antigénica. Se sintetiza en pocos hepatocitos del hígado infectado y se ensambla en el núcleo formando una nucleocápside de 27 nm de diámetro, **(Fernández, G., & J., 2014)**.Es extraordinariamente antigénico y es posible hallarlo en el suero del enfermo formando parte de la partícula de Dane o disgregándolo de su anticuerpo con el que puede formar inmunocomplejos circulantes. En las hepatitis crónicas persistentes, se ha encontrado este antígeno casi exclusivamente en el núcleo del hepatocito, mientras que en las formas crónicas activas puede encontrarse también en el citoplasma de las células hepáticas, **(Fernández, G., & J., 2014)**.

☐ Sistema "e": HBeAg y anti-HBe: El HBeAg es una proteína no estructural del VHB, originada por la traducción del mismo ARNm codificador del HBcAg procesado y posee secuencias de aminoácidos que, son idénticas a las que forman la nucleocápside viral, **(Fernández, G., & J., 2014)**. El HBeAg es más pequeño que la proteína HBcAg y existe de forma monomérica, mientras que las proteínas HBcAg son parte de una partícula polimérica con epítopos conformacionales, este cambio hace que sean antigénicamente diferentes. El valor diagnóstico de la detección de este antígeno se fundamenta en la excelente correlación de su presencia con la existencia de una alta actividad replicadora del virus y concentraciones elevadas de viremia por lo que se considera la sangre de estos pacientes como altamente infecciosa. Parece que altas concentraciones de HBeAg en las primeras semanas o su persistencia más allá de las 6-8 semanas podría indicar un curso crónico de la enfermedad, **(Fernández, G., & J., 2014)**. La aparición de anticuerpos anti-HBe en el curso de una infección aguda, indica un buen control de la infección y una disminución progresiva de la infectividad. La seroconversión temprana indica recuperación de la enfermedad, pero habitualmente existe un pequeño retraso entre la desaparición del HBeAg y la detección del anti-HBe. En algunos pacientes con infección crónica puede coexistir el anti-HBe con HBsAg, lo cual indica escasa actividad replicativa viral, **(Fernández, G., & J., 2014)**.

☐ Antígeno se superficie: HBsAg: Antígeno de superficie o antígeno Australia, se sintetiza en el citoplasma del hepatocito por la traducción, se encuentra en el citoplasma unido a las membranas del retículo endoplasmático desde donde, libre y en gran cantidad, se excreta al torrente sanguíneo con formas de agregados esféricos o filamentosos según sea la cantidad de proteína preS1 o preS2. El HBsAg es un marcador muy precoz, puede ser detectable en el periodo de incubación, y lo es en la fase aguda y estadio crónico. En caso de evolución favorable, desaparecerá a los 3 ó 6 meses de la enfermedad. Si durante el transcurso del primer mes la concentración se mantiene o no existe una disminución significativa de su título se debe pensar en una posible evolución a la cronicidad. Por ello la positividad de este marcador más allá del sexto mes de la enfermedad, define la situación clínica de hepatitis crónica, **(Fernández, G., & J., 2014)**.

☐ Prueba confirmatoria para HBsAg: Las pruebas serológicas detectan sólo algunos epítopos que están sobre la proteína S y ninguno de los correspondientes a pre-S2 y pre-S1. Por lo general producen lecturas altas y rara vez generan resultados positivos falsos; estos resultados pueden confirmarse mediante técnicas de neutralización o mediante otra prueba que utilice diferentes moléculas de captura, **(Fernández, G., & J., 2014)**.

4.2.2.2.2.2 **MARCADORES MOLECULARES:**

☐ Carga viral del VHB: La progresión de la enfermedad hepática se encuentra estrechamente relacionada con factores de origen viral y del huésped. La utilización de marcadores de la carga viral son indicadores directos de la replicación viral y permiten su cuantificación. Las aplicaciones de este marcador se fundamentan en la definición de la presencia de la infección, **(Fernández, G., & J., 2014)**.

☐ ADNccc intrahepático: El ADNccc durante la infección por el VHB, éste se acumula en el núcleo celular de los hepatocitos, actuando como molde para la transcripción de los genes virales, el aclaramiento de los reservorios de ADNccc de las células infectadas es el factor limitante de la eliminación del VHB, **(Fernández, G., & J., 2014)**.

☐ Genotipo viral: La hipervariabilidad en el gen S, es la responsable de la diversidad genética que caracteriza al VHB en genotipos y subtipos. Los genotipos A y D son los más prevalentes en Europa. Mientras que, los genotipos B y C lo son en Asia, el genotipo E lo es de África y los genotipos F y H, lo son de América del Sur y Central respectivamente, **(Fernández, G., & J., 2014)**.

☐ Variantes genómicas:

    i.   Variantes en el gen S:

Se han descrito mutantes de HBsAg entre los aminoácidos 121 y 149 de la región S (especialmente la mutación G145A), que pueden escapar a la protección de la vacuna. La generación de estos mutantes de escape en el gen S ocasiona reactivaciones del VHB en pacientes previamente inmunizados con inmunoglobulina específica anti-HBs, **(Fernández, G., & J., 2014)**.

    ii.   Variantes en PC y PBC:

Las variantes de la región precore/core (preC-C) impiden o disminuyen la expresión del HBeAg. Las principales variantes que impiden la expresión del HBeAg se detectan en la región preC y son especialmente aquellas que presentan la mutación G1896A que produce un codón de terminación en la posición 28. Las variantes que disminuyen la expresión contienen cambios en la región del promotor basal del core (PBC), principalmente la doble mutación A1762T y G1764A. Por lo que no se considera como un marcador de replicación viral, **(Fernández, G., & J., 2014)**.

    iii.   Variantes en el gen POL:

La terapia antiviral única para prevenir la progresión de la enfermedad crónica en la infección por el VHB, el objetivo de esta es reducir la carga viral al nivel más bajo posible, para asegurar un grado de supresión virológica que conduzca a la remisión bioquímica, mejora histológica y a la prevención de las complicaciones, **(Fernández, G., & J., 2014)**.

4.2.2.2.2.3 **PRUEBAS RÁPIDAS:**

Existen multitud de pruebas "rápidas" (basadas en ensayos de inmunoadherencia por inmunocromatografía) para la detección de HBsAg, se caracterizan por realizarse con suero, plasma o sangre total en unos pocos minutos con buena sensibilidad, pero ninguna alcanza la de los inmunoensayos enzimáticos, fluorescentes o quimioluminiscentes, además carece de detección de nuevas mutaciones, **(Fernández, G., & J., 2014).**

4.2.2.3 VIRUS DE LA HEPATITIS C:

El virus hepatitis C (HCV) fue descubierto en 1989 y se identificó como la principal causa de hepatitis no A, no B de origen postransfunsional, **(Ramella & Gonzàlez, 2009).**

El virus de la hepatitis C (VHC) pertenece a la familia *Flaviviridae* de tamaño aproximado es de 60 nm, posee ARN monocatenario de polaridad positiva, de 9,5 kb, una nucleocápside icosaédrica (proteína C) y una envuelta (glicoproteínas E1 y E2). La heterogeneidad es manifiesta por los genotipos o variantes entre distintos individuos y por la existencia de cuasiepecies en un mismo individuo, **(Fernández, G., & J., 2014).** El virus es capaz de originar infecciones agudas y persistentes, **(Fernández, G., & J., 2014).** El virus de la hepatitis C se transmite por la sangre, por consumo de drogas inyectables, por compartir el material de inyección, por reutilización o esterilización inadecuada de material médico, por entornos sanitarios, por transfusiones de sangre, por productos sanguíneos, por prácticas sexuales que conllevan exposición a la sangre incluso puede pasar de la madre infectada a su hijo. La hepatitis C no se transmite a través de la leche materna, los alimentos o el agua, ni por contacto directo como abrazos, besos, compartir comidas- bebidas, **(Organizaciòn Mundial de la Salud, 2020).**

4.2.2.3.1 **CUADRO CLÍNICO:**

El período de incubación del VHC puede variar de dos semanas a seis meses, tras la infección inicial, más de la mitad de los casos son asintomáticos cuando se trata de una infección aguda. Y aquellos con sintomatología regularmente son inespecíficos, leves y desaparecen con el tiempo, pueden presentar fiebre, cansancio, pérdida de apetito, náuseas, vómitos, dolor abdominal, orina oscura, heces claras, dolores articulares e ictericia, **(Organizaciòn Mundial de la Salud, 2020).**

La hepatitis crónica por VHC es la principal causa de cirrosis hepática y de trasplante hepático, además, las manifestaciones extrahepáticas de la enfermedad de carácter autoinmune como la tiroiditis, la crioglobulinemia mixta, la artritis o la glomerulonefritis. (Fernández, G., & J., 2014)

4.2.2.3.2 **DIAGNÓSTICO:**

Ante una sospecha de infección por VHC se debe incluir una historia clínica completa y un examen físico del paciente, también es necesario solicitar una analítica general que debe incluir niveles de transaminasas séricas, bilirrubina, tiempo de protrombina y albúmina, marcadores de función renal, un panel lipídico, marcadores de función tiroidea y recuentos completos de células sanguíneas.

4.2.2.3.2.1 **MARCADORES SEROLÓGICOS:**

 Detección de anticuerpos anti-HCV: Detectan los anticuerpos contra el HCV en la sangre, lo que indica que ha ocurrido una infección por HCV. Esta prueba no puede distinguir entre una infección aguda o una a largo plazo (crónica), **(Healthwise, 2020)**. Existen diferentes ensayos para la detección de anticuerpos anti-HCV en suero o plasma, estos son los enzimoinmunoensayos (EIA) o su variante inmunoensayos quimioluminiscentes (CLIA que detectan anticuerpos a antígenos recombinantes del core, NS3, NS4 y NS5. Son sistemas de alta especificidad y muy alta sensibilidad y su período ventana está en torno a las 6 o 7 semanas. Existen tests rápidos basados en técnicas de inmunoadherencia por inmunofiltración o inmunocromatografía, para detectar anticuerpos anti-HCV con buenas sensibilidades y especificidades utilizados con suero, plasma, sangre o incluso saliva. Otra técnica son los inmunoblots con antígenos recombinantes (RIBA y LIA), **(Fernández, G., & J., 2014)**, indicar si un resultado positivo fue causado por una infección por HCV real o si el resultado fue un positivo falso, esta prueba se puede hacer para corroborar un resultado positivo de la prueba EIA, **(Healthwise, 2020)**. Su aparición se retrasa entre 4 y 6 semanas, aunque puede retrasarse más en casos puntuales. Durante ese período de "ventana serológica", la detección de anti-VHC será negativa, por lo que la negatividad de esta prueba en una muestra única no descarta la infección. La presencia de anti-VHC en suero indica contacto previo con el virus, pero no es, en sí misma, suficiente para establecer el diagnóstico de infección crónica. Además, en pacientes con inmunodeficiencias en la respuesta humoral y en pacientes en hemodiálisis, la negatividad para antiVHC no excluye totalmente la infección, **(Canton & Cercenado, 2004)**.

☐ Detección de antígenos del VHC: Existen ensayos de detección de antígeno del core del VHC en suero o plasma, es una detección directa de viremia. Su determinación se pueden identificar el antígeno antes que la aparición de los anti-HVC en las dos primeras semanas de la infección aguda, con una sensibilidad diagnóstica del 80-99% y una especificidad cercana al 100%, **(Fernández, G., & J., 2014)**. Si se confirma su presencia, permite diagnosticar la infección activa sin necesidad de recurrir a las técnicas de análisis molecular. Los niveles de este antígeno se correlacionan con los del RNA-VHC en pacientes con infección, **(Costa C. & Castiñeira C., 2020)**. Es un EIA de captura por anticuerpos monoclonales permite detectar y cuantificar la viremia a través de la detección y cuantificación de la proteína del nucleoide del virión, una vez lograda su liberación de las partículas. La interpretación de su positividad o negatividad es idéntica a la de las pruebas de detección de ARN VHC y la expresión cuantitativa de resultados se realiza. Se estima que su sensibilidad clínica se acerca a las de las pruebas de detección de ARN vírico, con correlaciones superiores al 90% en la gran mayoría de los estudios, con la ventaja de presentar menor riesgo de contaminación cruzada que la mayoría de las pruebas de detección de ARN VHC y la posibilidad de ofrecer una cuantificación más precisa y más reproducible de la viremia, **(Canton & Cercenado, 2004).**

4.2.2.3.2.2 **PRUEBAS MOLECULARES:**

☐ Carga Viral del VHC: La detección del ARN-VHC en plasma implica infección activa y por lo tanto capacidad infectiva, un resultado negativo (o indetectable) no excluye totalmente la infección, ya que el virus puede encontrarse en los hepatocitos o en los linfocitos, **(Fernández, G., & J., 2014).** Su determinación es útil, porque proporciona evidencia de infección aguda cuando los anticuerpos anti-VHC aun no son detectables, además sirve para verificar el diagnóstico de infección vertical, confirma una hepatitis crónica C, confirma la infección en pacientes con una alteración de la inmunidad humoral y que no expresan el anti-VHC en plasma, así como en la monitorización de la respuesta al tratamiento antiviral, **(Fernández, G., & J., 2014).** La detección del ARN del virus se realiza mediante pruebas de amplificación genómica (RT-PCR u otras). Su positividad indica presencia de virus circulante y confirma infección en curso, aguda o crónica. Su negatividad en una muestra puntual no descarta la infección crónica, ya que la viremia es intermitente. Su presencia junto con el anti-VHC no permite diferenciar si se trata de una hepatitis aguda o una exacerbación aguda de una hepatitis crónica. Su ausencia en una determinación puntual tampoco descarta infección por la propia naturaleza intermitente de la viremia y se recomienda realizar una confirmación posterior, **(Costa C. & Castiñeira C., 2020).**

☐ Genotipado del VHC: La determinación del genotipo es fundamental en la evaluación del paciente a una infección reciente, para la predicción del pronóstico y la planificación del tratamiento. El método de referencia es la secuenciación directa de las regiones NS5B, E1 o E2 del genoma viral, **(Fernández, G., & J., 2014).**

4.2.2.4   VIRUS DE LA HEPATITIS D:

El agente etiológico de la hepatitis, el virus delta o virus D (VHD) es un virus defectivo que necesita la presencia del VHB para producir infección. El virión cuenta con una envuelta lipoproteica formada por el antígeno de superficie del VHB (HBsAg) y una estructura proteica interna donde reside el genoma viral. El genoma del virus está formado por una única hebra de ARN que forma un complejo con el único antígeno codificado por el propio virus: el HDAg, **(Fernández, G., & J., 2014)**. Es conocido como agente delta, el único perteneciente al género *Deltavirus*. Su vía de transmisión es similar a la del VHC: principalmente parenteral, pero puede ocurrir también por vía sexual o vertical. Este virus solo es infectante en presencia del VHB, pues requiere la actividad de replicación de este último para poder multiplicarse y expresarse, dado que necesita utilizar el HBsAg como proteína de envoltura en el proceso de ensamblaje y gemación; por lo que, quienes estén vacunados contra el VHB lo estarán también indirectamente contra el VHD, para el que no existe vacuna, **(Jaramillo, García, & Restrepo, 2011)**.

4.2.2.4.1 CUADRO CLÍNICO:

La infección simultánea por el VHB y el VHD puede producir hepatitis de leve a grave o incluso fulminante, pero la recuperación suele ser total y la hepatitis D crónica es rara (menos del 5%), **(OMS, 2020)**. Las presentaciones clínicas de la infección variar de formas agudas benignas, formas crónicas asintomáticas a cuadros de hepatitis fulminante. La infección ocurre en la presencia de VHB, **(Fernández, G., & J., 2014)**.

Existen dos formas exclusivas de manifestarse:

- Coinfección: Es la infección simultánea del VHB y VHD. Tras un período de incubación de entre 30 y 180 días, se produce una hepatitis aguda autolimitada, caracterizada por cansancio, pérdida de apetito, fiebre (no más de 38 °C), dolor de cabeza y en ocasiones náuseas, vómitos e ictericia (pigmentación amarilla de la piel y las mucosas). Al producirse la infección simultánea de ambos virus es frecuente que existan dos picos de elevación de transaminasas, separados habitualmente por el período de un mes. La coinfección tiene mayor riesgo de hepatitis fulminante que con la infección por VHB sola, **(FEAD, s.f.)**.

- Sobreinfección: Es la infección por VHD en un paciente portador crónico del VHB, en estos casos casi siempre evolucionan a la cronicidad y con una progresión hacia enfermedad hepática terminal más rápida, se puede presentarse como una hepatitis aguda o como un agravamiento de la enfermedad hepática preexistente, **(FEAD, s.f.)**. La sobreinfección el VHD puede infectar a personas que ya padecen infección crónica por el VHB, acelera la progresión hacia la cirrosis, **(OMS, 2020)**.

4.2.2.4.2 **DIAGNÓSTICO:**

El diagnóstico del VHD se basa en la detección y/o cuantificación de antígenos, anticuerpos y del genoma del virus, cuyas muestras de elección son el suero y en ocasiones, la biopsia hepática, **(FEAD, s.f.)**. Además de las manifestaciones clínicas características de hepatitis aguda, en el análisis de sangre se detecta elevación de las transaminasas (ALT, AST, GGT) y bilirrubina y la presencia de infección por VHB, definida por la positividad del HBsAg y de anticuerpos anti-VHD. También se pueden detectar el antígeno VHD (HDAg) y el RNA del VHD mediante técnicas de reacción en cadena de la polimerasa (PCR), que indicaría replicación viral activa, **(FEAD, s.f.)**

4.2.2.4.2.1 **MARCADORES SEROLÓGICOS:**

- Detección de HDAg en suero: El HDAg puede detectarse en sistemas tipo EIA o RIA, aunque su utilización es frecuente en los laboratorios de investigación muy especializados. En la infección aguda, la antigenemia es muy transitoria y puede pasar desapercibida es más duradera en los pacientes inmunodeprimidos. En la fase crónica, aunque existen altos títulos de HDAg y su presencia circulante es más prolongada, la mayor parte están formando complejos con anticuerpos, por lo que su detección es más compleja, su detección bajo condiciones desnaturalizantes es capaces de romper los complejos antígeno/ anticuerpo, **(Fernández, G., & J., 2014)**. Aparece fugazmente en sangre en la primoinfección, por lo que su utilidad clínica es muy limitada. En la forma crónica es intermitente, **(Canton & Cercenado, 2004)**.

☐ Detección de anticuerpos anti-VHD: Existen sistemas de detección de anticuerpos totales (IgG+IgM) los más frecuentes son de EIA en microplaca, los primeros anticuerpos se elevan a las pocas semanas de la infección. La seroconversión es una buena forma de diagnosticar la infección en estas fases iniciales. La presencia exclusiva de anticuerpos de clase IgM es también indicativa de esta fase de la infección, aunque la IgM desaparece pronto en las formas autolimitadas y en las formas agudas, puede ser muy perdurable en las formas crónicas, especialmente en las sobreinfecciones (VHD sobre VHB). **(Fernández, G., & J., 2014).** Los anticuerpos (IgM e IgG) pueden coexistir en el tiempo si la enfermedad evoluciona a la cronicidad y está considerado como un indicador de enfermedad severa. **(FEAD, s.f.).** Una buena forma de diferenciar las sobreinfecciones de las coinfecciones (VHD + VHB) es que, en este último caso, coexiste la IgM anti-VHD con la IgM anti-HBc, siendo frecuente que, en pacientes con infección crónica, La IgM muestre un declive (o desaparezca) después del tratamiento efectivo o después del trasplante, **(Fernández, G., & J., 2014).**

☐ Anti-VHD total: La aparición de los anticuerpos de clase IgG frente al VHD coincidir en el tiempo con los de clase IgM y se mantienen positivos durante largos períodos de tiempo, por lo que su detección indica solamente contacto previo con el virus. La presencia de IgG anti-VHD en un paciente portador de HBsAg refleja, casi invariablemente, infección crónica por ambos virus, lo que elimina la necesidad de estudiar ningún otro marcador específico de infección por este virus, **(FEAD, s.f.).**

4.2.2.4.2.2 **MARCADORES MOLECULARES:**

☐ ARN del VHD: El ARN del VHD es el marcador de replicación viral en la infección por el VHD y permanece detectable en todos los pacientes con infección aguda y crónica, se negativiza con el aclaramiento viral ya sea de modo espontáneo o bien por acción del tratamiento, **(Fernández, G., & J., 2014).** A diferencia del VHB y VHC, la carga viral del VHD no se correlaciona con ningún marcador clínico de actividad o del estado de la enfermedad hepática; su cuantificación sí tiene utilidad en la monitorización del tratamiento antiviral cuando está indicado,

se refiere a la detección y cuantificación del ARN del VHD los métodos se basan
en la transcripción inversa del ARN viral seguida de la amplificación del ADNc
por la reacción en cadena de la polimerasa (RT-PCR) a tiempo real. La
disminución del nivel de ARN del VHD y del título de HBsAg durante el
tratamiento representa un indicador del éxito terapéutico, **(Fernández, G., & J.,
2014)**. Debido a la variabilidad en la secuencia del genoma viral y a la ausencia
de métodos estandarizados lo suficientemente sensibles y específicos la
detección actual del ARN del VHD puede producir resultados falsamente
positivos y negativos, por lo que se hace necesaria la estandarización
internacional de dichos ensayos, sobre todo teniendo en cuenta que un resultado
positivo en el ARN-VHD aconseja la realización de una biopsia hepática para
cuantificar la severidad de la enfermedad, **(Fernández, G., & J., 2014)**.

☐ Genotipos del VHD: Se han descrito 8 genotipos del VHD con diferentes
propiedades y distribución geográfica, su determinación se basa en la
secuenciación directa de las secuencias virales amplificadas por RT-PCR y su
posterior análisis filogenético con secuencias de referencia, **(Fernández, G., &
J., 2014)**.

4.2.2.4.2.3 **MARCADORES TISULARES DE LA INFECCIÓN:**

Tanto la detección del HDAg como del ARN de VHD pueden realizarse sobre
biopsias hepáticas, para detectar HDAg se utilizan técnicas de inmunofluorescencia
directa o tinciones inmunohistoquímicas, **(Fernández, G., & J., 2014)**. El ARN viral
se detecta por hibridación in situ o PCR in situ, la ausencia de virus en tejido
hepático para considerar a un paciente curado, **(Fernández, G., & J., 2014)**.

4.2.2.5   VIRUS DE LA HEPATITIS E:

La hepatitis aguda E fue caracterizada en 1980 a partir de muestras de un gran
brote de hepatitis aguda de transmisión por aguas fecales que se produjo en India
(Nueva Delhi) entre 1955 y 1956. Su agente causal, el «virus de hepatitis entérica
no-A», fue identificado en 1983 y denominado virus de la hepatitis E (E por entérica
y epidémica), **(Rodríguez, Jardi, & Buti, 2012)**. Está formado por una partícula

icosaédrica sin envoltura de unos 32nm, resistente a la inactivación por las condiciones ácidas y alcalinas leves del tracto intestinal, facilitando la vía de transmisión fecal-oral y el genoma viral está formado por una sola cadena de ARN de sentido positivo.

4.2.2.5.1 **CUADRO CLÍNICO:**

El período de incubación es de unos 40 días. La excreción fecal del VHE comienza alrededor de una semana antes del inicio de los síntomas de la enfermedad y continúa durante 2 ó 3 semanas después. La fase "ictérica" se caracteriza por la aparición de una coloración amarillenta en la piel y mucosas, asociada a un cuadro similar a la gripe (malestar general, pérdida del apetito, dolor de las articulaciones, fiebre, náuseas, vómitos, dolor abdominal, diarrea). También se puede observar coluria, heces de color arcilloso, hepatoesplenomegalia, eritema y rash con prurito, aunque la mayor parte de las infecciones por el VHE son asintomáticas, **(Fernández, G., & J., 2014)**.

4.2.2.5.2 **DIAGNÓSTICO:**

El diagnóstico definitivo de la hepatitis E suele basarse en la detección en la sangre de anticuerpos IgM específicos contra este virus, prueba que suele bastar en las zonas donde la enfermedad es frecuente. Se dispone de pruebas rápidas para su uso en el terreno. Otra prueba utilizada es la reacción en cadena de la polimerasa con retrotranscriptasa (RCP-RT), que permite detectar el ARN del VHE en la sangre o las heces; sin embargo, solo se realiza en laboratorios especializados, **(OMS, 2020)**.

4.2.2.5.2.1 **MARCADORES SEROLÓGICOS:**

☐ IgM anti-VHE: Se detecta los anticuerpos específicos de tipo IgM (IgM anti-VHE) que son los primeros en aparecer y que permanecen detectables durante períodos prolongados, aunque experimentan una disminución progresiva desde el final de la fase aguda.

☐ IgG anti-VHE: Los anticuerpos específicos se detectan casi a la vez que los de la clase IgM y permanecen detectables durante años y no sirven para diferenciar la infección aguda de la pasada. La presencia junto con IgM y un incremento significativo hasta 4 veces apoyan el diagnostico de hepatitis E., mientras que en una presencia solo de IgG es indicativa en infección pasada.

4.2.2.5.2.2 MARCADORES MOLECULARES:

☐ ARN del VHE: Su diagnóstico se basa en la detección directa, la detección de la infección aguda por el VHE basado en la detección de anticuerpos de clase IgM se pueden confirmar mediante la detección molecular del ARN del VHE. La detección se basa mediante técnicas de amplificación de ácidos nucleicos (RT-PCR) convencionales o en tiempo real en muestras de suero o heces. La aplicación del ARN del VHE es el diagnóstico de la infección crónica por el VHE en presencia de ARN-VHE.

☐ Genotipo viral: La caracterización molecular del VHE mediante secuenciación de los fragmentos genómicos amplificados y posterior análisis con la secuencia de las cepas permite clasificarlo en cuatro genotipos bien conocidos. La presencia está asociado a casos de zoonosis, hepatitis fulminante, manifestaciones extrahepáticas.

4.2.2.5.2.3 TÉCNICAS RÁPIDAS:

Las pruebas rápidas se basan en inmunoadherencia por inmunocromatográfica para detectar anticuerpos específicos de IgM.

4.2.2.6   VIRUS DE HEPATITIS G:

Se han descrito dos cepas virales llamadas virus GB-C (HGBV-C) y virus de hepatitis G (HGV) potencialmente asociadas al desarrollo de hepatitis viral. Estas dos cepas han demostrado ser el mismo virus. El nombre GB proviene de las iniciales del cirujano en quien se aisló el virus por primera vez. Su suero fue capaz de infectar primates, en los cuales se clonaron 3 cepas (GB-A, B y C). Las dos primeras correspondían a cepas virales propias del animal y la tercera (GB-C) era originada en el plasma humano. El virus de hepatitis G es un virus RNA de la familia flavivirus con una homología con el virus de hepatitis C. El virus G se transmite por vía parenteral, en forma similar a los virus de hepatitis B y C, **(Hepatitis G, 2012)**.

4.2.2.6.1 **CUADRO CLÍNICO:**

La clínica es muy similar a las presentaciones subclínicas y anictéricas de los otros tipos de hepatitis, existen reportes de hepatitis aguda fulminante, crónica de leve a moderada intensidad y fibrosis hepática, **(Romero, 2012)**.

4.2.2.6.2 **DIAGNÓSTICO:**

La coinfección por VHG en pacientes VIH positivos parece tener un cierto efecto protector a nivel de los linfocitos-helper y producción de citoquinas. Es posible detectar anticuerpos frente al virus, parece que la elevación de los anticuerpos se correlaciona con aclaramiento del ARN viral por lo que dicho anticuerpo tiene efecto protector, **(Romero, 2012)**.

4.2.2.6.2.1 **TÉCNICAS MOLECULARES:**

☐ ARN del GBV-C: Se realiza mediante una reacción en cadena de polimerasa (RT-PCR), este se ha detectado en hepatocitos, linfocitos y monocitos. El ARN GBV-C es indicativo de persistencia de la infección, **(Romero, 2012)**.

4.3 PRUEBAS ESPECIALES COMUNES:
4.3.1 **DETERMINACIÓN DE CREATININA EN ORINA POR HORA:**
4.3.1.1 **¿QUÉ ES LA CREATININA?:**

La creatinina es un catión de bajo peso molecular (113 dáltones) fisiológicamente inerte que se distribuye a través del espacio de agua corpórea total y se filtra libremente a través del capilar glomerular, **(Martinez, Rodicio, & Herrera, 1993)**.

La creatinina es un producto de desecho que fabrican los músculos a un ritmo constante como parte de la actividad diaria normal, el análisis de creatinina en la orina mide la cantidad de esta sustancia que contiene la orina, **(KidsHealth, 2020)**. La creatinina se produce endógenamente, ya que es el producto de la degradación por hidrolisis noenzimática de la creatinina, compuesto que almacena la energía en el músculo. La creatinina es el producto final del metabolismo muscular y se excreta solo por el riñón, el índice de producción de creatinina es directamente proporcional a la masa muscular del paciente y en consecuencia se mantiene relativamente estable en el curso del tiempo, **(Martinez, Rodicio, & Herrera, 1993)**.

4.3.1.2 SECRECIÓN Y EXCRECIÓN DE LA CREATININA:

La creatinina es secretada por el túbulo proximal, **(Martinez, Rodicio, & Herrera, 1993)**. La excreción de creatinina está determinada sobre todo por el IFG dado que la creatinina es filtrada libremente a nivel glomerular. Es necesario tener presente varios aspectos importantes cuando se interpreta el nivel sérico de creatinina:

☐ La creatinina depende de la masa muscular del paciente, un nivel sérico de creatinina de 1,4mg/100ml puede reflejar una función renal normal en un hombre con una gran masa muscular.

☐ La secreción de creatinina por parte del túbulo proximal aumenta a medida que el IFG disminuye, ciertos fármacos anulan esta secreción y determinan un incremento de la creatinina sérica sin modificar el IFG.

☐ La concentración sérica de creatinina refleja el IFG solo en el estado de equilibrio.

4.3.1.3 ¿QUÉ ES LA DEPURACIÓN DE CREATININA?:

Depuración de creatinina representa la estimación clínica más aproximada del IFG, se define como volumen de plasma que debería ser depurado totalmente de creatinina por los riñones por unidad de tiempo. La depuración de creatinina se calcula a partir de una muestra de orina de 24 horas, aunque puede ser apropiados tiempo de recolección más breves en ciertas situaciones clínicas. Los hombres excretan 20 a 25 mg/Kg/d mientras que las mujeres excretan 15-20mg/Kg/d, **(Kelley, 1992)**. Determinación de creatinina es el mejor parámetro bioquímico sanguíneo de la función renal es la creatinina, cuanto mayor es el descenso de la función renal, tanto más elevado es el valor de la creatinina. Fundamentalmente la creatinina es filtrada por los glomérulos, no se reabsorbe en circunstancia normales y solo en una mínima proporción se secreta a nivel tubular, la determinación de creatinina es muy superior de la de la urea, **(Diaz, Fernàndez, & Paredes, 1997)**.

4.3.1.4 ¿CÓMO SE REALIZA LA DETERMINACIÓN DE CREATININA?:

La determinación de creatinina se realiza a partir de una muestra de sangre venosa o una muestra de orina de 24 horas. Se debe de recolectar la orina durante 24 horas, el médico o laboratorio debe proporcionar un contenedor adecuado y las instrucciones para asegurar que la recogida de orina sea correcta; generalmente se debe empezar a recoger la orina por la mañana al levantarse y después de haber realizado la primera micción, descartándola, a partir de ese momento se debe ir guardando toda la orina producida hasta la misma hora del día siguiente, **(SEQCML, 2017)**. La muestra a utilizar es el sobrenadante límpido de orina centrifugadas, recogida en un período de 2 horas o 24 horas, **(BARTEL, 2014)**.

4.3.1.5 DETERMINACIÓN DEL ÍNDICE DE FILTRACIÓN GLOMERULAR:

La determinación del índice de filtración glomerular (IFG) es la mejor prueba para conocer si hay enfermedad renal puede suceder que solo se altere una de las funciones renales. El IFG se define como el volumen de líquido ultrafiltrado por todos los glomérulos en la unidad de tiempo. Para medir este índice puede utilizarse la técnica del aclaramiento de la inulina, **(Diaz, Fernàndez, & Paredes, 1997)**.

4.3.1.6 DETERMINACIÓN DE ACLARAMIENTO DE CREATININA ENDÓGENA:

El aclaramiento de creatinina nos permite acercarnos al valor real del IFG, pero este solamente es aproximado ya que, aunque la concentración plasmática de la creatinina permanece estable en cualquier momento del día (su producción y eliminación son bastantes fijas y equilibradas), pueden secretarse alguna cantidad por el túbulo hasta un 20 por 100 del total excretado. Los valores normales en el varón están comprendidos entre 97 y 140ml/min/1.73m2 de superficie corporal y en la mujer entre 85 y 125, **(Diaz, Fernàndez, & Paredes, 1997)**.

4.3.1.7 CÁLCULO DEL ACLARAMIENTO DE CREATININA ENDÓGENA Y LOS ERRORES:

Para el cálculo del aclaramiento de creatinina es preciso conocer el volumen de orina excretado en un tiempo determinado, generalmente 24 horas, así como las concentraciones séricas y urinarias de creatinina. Como la concentración de la creatinina es constante en cortos espacios de tiempo, puede efectuarse la extracción sanguínea para la determinación de la creatinina el suero tanto el principio como durante o final del período de recogida de la orina. La última porción de orina del día se recoge al final del período de recogida de orina. Sin embargo, la fuente de error más frecuente en esta prueba es el error de recogida de orina. La velocidad de aclaramiento de creatinina es proporcional al tamaño del riñón y al área de superficie del cuerpo del individuo. La expresión más utilizada para el cálculo de aclaramiento de creatinina en un periodo de recogida de 24 horas es la siguiente:

$$Aclaramiento: \frac{U_{cr}.V_u.1{,}73}{P_{cr}.1.440.S}; donde$$

U_{cr}: concentración de creatinina en orina de 24 horas (mg/dl)

V_u: volumen de orina en 24 horas (diuresis) (ml).

P_{cr}: concentración plasmática de creatinina (mg/dl).

S: índice de superficie corporal (m2)

El aclaramiento de creatinina aparece disminuido en los trastornos de la función renal, disminuyendo en relación a la gravedad del trastorno de la función renal. Si la función renal se reduce hasta el 25 por 100, la creatinina plasmática aumenta cuatro veces. Generalmente la elevación inicial de la creatinina plasmática sobre sus valores normales representa la perdida mayor de la función renal, es decir, una subida aparentemente mínima de la creatinina plasmática desde 1 hasta 2mg/dl, puede representar un descenso del IFG de 120 a 50ml/min, **(Diaz, Fernàndez, & Paredes, 1997).**

4.3.1.8 VALORES NORMALES:

- Hombre: 14-26mg/Kg/24 horas
- Mujer: 11-20mg/Kg/24 horas, **(Botella, Garcìa, & Fajardo, 2004).**

4.3.2 METABOLITOS EN ORINA POR HORA (Ca, Na, K, Cl):

La evaluación de la concentración urinaria de electrolitos es una herramienta muy útil para el diagnóstico y el manejo de los trastornos nefrológicos y del medio interno, son pruebas fáciles de realizar. Solo es necesario una muestra de orina aislada y otra simultánea de sangre.

4.3.2.1 <u>CALCIO EN LA ORINA:</u>

La excreción urinaria de calcio (UCa^{+2}) no depende tanto de la ingesta, ya que su absorción intestinal es muy variable y su excreción se ve favorecida por la ingesta de sodio. La reabsorción de $Ca2^+$ en el túbulo proximal. Un 20% del $Ca2^+$ filtrado se reabsorbe en el asa de Henle; un 10% se reabsorbe en el túbulo contorneado distal donde las tiazidas y la parathormona aumentan su reabsorción; un 10% se reabsorbe en el túbulo colector y será mayor en estados de depleción de volumen extracelular, **(Gòmez & Mansano, 2014).**

4.3.2.1.1 RECOLECCIÓN DE MUESTRA:
o Se necesita una muestra de orina de 24 horas:

- El día 1, orine en la taza de baño al levantarse en la mañana, se debe recoger toda la orina (en un recipiente especial) durante las siguientes 24 horas.

- El día 2, orine en el recipiente en la mañana al levantarse.

- Tapar el recipiente, guardarlo en el refrigerador o en un sitio fresco durante el período de recolección.

○ Para un bebé:
  - Lavar completamente la zona por donde la orina sale del cuerpo.

    - Abra una bolsa de recolección de orina (una bolsa plástica con un papel adhesivo en un extremo).

    - Para los niños: coloque todo el pene dentro de la bolsa y fije el adhesivo a la piel.

    - Para las niñas: coloque la bolsa sobre los labios mayores.

    - Coloque el pañal como de costumbre por encima de la bolsa asegurada, **(Dugdale, 2019)**.

4.3.2.1.2 **RESULTADOS NORMALES:**

La cantidad de calcio que se espera encontrar en la orina es de 100 a 300 miligramos por día (mg/día) o 2.50 a 7.50 milimoles por 24 horas, **(Dugdale, 2019)**.

4.3.2.2 **SODIO EN LA ORINA:**

Es un examen que mide la cantidad de sodio en una cierta cantidad de orina de esta forma también se puede medir en sangre. Este estudio es utilizado para determinar la causa de un nivel de sodio anormal en la sangre de esta forma verifica si los riñones están eliminando el sodio del cuerpo y diagnostica o vigila las enfermedades renales. El sodio es el principal catión del líquido extracelular, ocupa un papel central en el mantenimiento de la hidratación y presión osmótica normales. La dieta normal contiene, aproximadamente de 8-15 gramos de cloruro sódico, que es completamente absorbido en el tracto gastrointestinal y el exceso es eliminado por los riñones.

4.3.2.2.1 SODIO URINARIO Y EXCRECIÓN FRACCIONAL DE SODIO:

La tasa de excreción urinaria de sodio (UNa^+) depende de la ingesta diaria. Sus cifras normales en orina de 24 horas son 3,87 ± 1,3 mEq/kg/día. El riñón, a través de varios factores neurohormonales, modifica la UNa^+ para mantener la volemia efectiva. Está indicada para realizar el diagnóstico diferencial de hiponatremia renal o extrarrenal y oliguria por nefropatía funcional o parenquimatosa, **(Gòmez & Mansano, 2014)**.

En condiciones normales, la excreción urinaria de sodio en 24 horas es igual a la ingesta de sodio en 24 horas (menos pequeñas pérdidas con las heces y el sudor).

4.3.2.2.2 RESULTADOS NORMALES:

Valor de referencia en orina de 24 horas: 40-220mmol/h; este resultado depende del consumo de líquido, sodio y sal que se consuma.

4.3.2.3 <u>POTASIO EN LA ORINA:</u>

La concentración intracelular, en presencia de una concentración extracelular baja, se cree que se mantiene debido a un mecanismo de transporte activo que utiliza la energía oxidativa de las células, además de que la permeabilidad de la membrana para el potasio es extremadamente lenta, los requerimientos de potasio para el organismo se satisfacen con una dieta normal y por el potasio para el organismo se satisfacen con una dieta normal y en medidas, por el potasio que procede del líquido extracelular o intersticial. **(Díaz, Paredes, & Fernández, Potasio, 1997)**.

4.3.2.3.1 EXCRECIÓN Y ELIMINACIÓN DE POTASIO:

El potasio, una vez absorbido por el tracto intestinal, es eliminado parcialmente del plasma por filtración glomerular y luego reabsorbido por completo por los túbulos; pero a diferencia del sodio y cloruro, es eliminado luego de modo eficaz por los túbulos distales. No hay nivel de umbral para el potasio, todo el potasio absorbido por el tracto intestinal causa solo un aumento leve y temporal en los niveles de potasio en suero; solamente una fracción de potasio emigra a los eritrocitos rápidamente por los riñones. La excreción urinaria de potasio (UK$^+$) varía con la ingesta, una respuesta que está mediada por la aldosterona y en relación directa con la concentración de K$^+$ en plasma. La UK$^+$ será baja en la hiperpotasemia crónica si está asociada a un defecto en la excreción urinaria de K$^+$ (insuficiencia renal o hipoaldosteronismo), ya que la función renal normal eliminaría el exceso de K$^+$ en este contexto, **(Gòmez & Mansano, 2014).**

4.3.2.3.2 **RESULTADOS NORMALES:**

En adultos, los valores normales de potasio en orina son generalmente de 20 mEq/L en una muestra de orina aleatoria y de 25 a 125 mEq por día en una muestra de 24 horas. Se pueden dar niveles urinarios más altos o más bajos, según la cantidad de potasio que haya en su dieta y la cantidad de potasio que haya en su cuerpo. **(Dugdale D. C., 2019).**

4.3.2.4 <u>**CLORO EN LA ORINA:**</u>

Es un examen que mide la cantidad de cloruro en una cantidad determinada de orina, **(Dugdale D. C., Examen del cloruro en la orina, 2020).**

4.3.2.4.1 **EXCRECIÓN DE CLORO:**

El cloro se reabsorbe junto con el sodio, por lo que la tasa de excreción de estos iones es generalmente similar y la medición de la concentración urinaria de cloro (UCl$^-$). Según la UCl$^-$, clasificamos las alcalosis metabólicas en clorurosensible (UCl$^-$ < 10 mmol/l) y clorurorresistentes (UCl$^-$ > 20 mmol/l). La clorurosensible es la más frecuente, se relaciona con pérdidas extrarrenales de ácido (gástricas, tiazidas, diuréticos del asa, fibrosis quística con pérdidas aumentadas por piel de cloro) y posthipercapnea. Estos pacientes presentan déficit de Cl⁻ con depleción de volumen e hipopotasemia con disminución en la filtración glomerular y/o aumento en la reabsorción proximal de bicarbonato, **(Gòmez & Mansano, 2014).**

4.3.2.4.2 **RESULTADOS NORMALES:**

El rango normal es de 110 a 250 mEq por día en una muestra de orina de 24 horas. Este rango depende de la cantidad de sal y líquido que usted consuma, **(Dugdale D. C., Examen del cloruro en la orina, 2020).**

4.3.3 **ALBÚMINA EN ORINA DE 24 HORAS:**
4.3.3.1 **¿QUÉ ES LA ALBÚMINA?**

La albúmina se encuentra normalmente en la sangre y se filtran en los riñones. Cuando los riñones funcionan como deberían, es posible que haya una cantidad muy pequeña de albúmina en la orina, **(Healthwise C. E., 2019).**

4.3.3.2 **¿QUÉ ES LA ALBÚMINA EN ORINA DE 24 HORAS?**

Es un análisis mide la cantidad de proteína que hay en su orina, en un período de 24 horas. Los riñones sanos suelen filtrar la proteína de la sangre, la absorben y la envían de nuevo a la sangre, **(Fraser, 2018).**

La albuminuria es un signo de enfermedad renal y significa que el paciente tiene exceso de albúmina en la orina, **(NIH, 2016).**

La prueba de albúmina en la orina se puede hacer con una muestra de orina que se recolecta:

- Al azar a lo largo de un período de 24 horas, **(Healthwise C. E., 2019).**

Esta prueba se hace para detectar la albúmina en la orina este análisis de orina compara la cantidad de albúmina con la cantidad de un producto de desecho llamado creatinina, **(Healthwise C. E., 2019).**

4.3.3.3 **¿PORQUE SE REALIZA ESTE ANÁLISIS?:**

Esta prueba se hace para detectar la albúmina en la orina. Detectarla temprano puede cambiar el tratamiento para que una persona mantenga tanto funcionamiento renal como sea posible. A veces también se hace una prueba de medición del cociente albúmina-creatinina. Este análisis de orina compara la cantidad de albúmina con la cantidad de un producto de desecho llamado creatinina. La prueba puede ayudar a proporcionar una medición más exacta de los niveles de albúmina. Esto se debe a que la cantidad de albúmina puede cambiar, dependiendo de la cantidad de agua en la orina. Pero los niveles de creatinina tienden a permanecer iguales. **(Healthwise C. E., 2019)**.

4.3.3.4 **RECOLECCIÓN DE ORINA:**

✓ Comienza a recolectar la orina por la mañana, cuando se levante por la mañana, vacíe la vejiga, pero no guarde esta orina, anotar la hora a la que orinó. Esto marca el comienzo del período de recolección de 24 horas. Se recolecta toda su orina en un recipiente grande con capacidad para alrededor de 1 galón (4 L). El recipiente contiene una pequeña cantidad de conservante. Orine dentro de un recipiente pequeño y limpio y, luego, vierta la orina en el recipiente grande.

✓ Conserve el recipiente grande en el refrigerador durante el período de recolección de 24 horas.

4.3.3.5 Vacíe la vejiga por última vez al final o inmediatamente antes del final del período de 24 horas.

4.3.3.6 **VALORES NORMALES:**

Los niveles normales de albúmina en la orina son de menos de 30 mg/24 horas o menos de 30 microgramos/gramo de creatinina en la orina, **(Healthwise C. E., 2019)**.

4.3.3.7 **¿QUÉ PUEDE AFECTAR LOS RESULTADOS DEL ANÁLISIS?:**

● Contar con una infección de las vías urinarias, estar embarazada, fiebre, presión arterial alta, nivel alto de azúcar en la sangre, cánceres (cáncer de vejiga) y enfermedades renales, como la glomerulonefritis o una enfermedad que afecta los riñones, como el lupus, **(HOSPITAL, 2020).**

4.3.4 ELECTROLITOS SÉRICOS (Na, K, Cl, Ca, P, Mg, Li):

Esta prueba mide los electrolitos principales de su cuerpo: sodio, cloruro, potasio y dióxido de carbono. Los electrolitos hacen que el líquido entre y salga de sus células, manteniendo su nivel de agua normal y su nivel de pH estable. Es decir, que los ácidos y las bases en su sangre se mantengan equilibrados, **(Haldeman-Englert, 2017).** La prueba que los relaciona se conoce como "anión gap". Se trata de un valor calculado utilizando el resultado del panel electrolítico. Refleja la diferencia entre los iones cationes y aniones, **(Ambalavanan, 2012).**

Electrolito	Principales funciones	Disminución concentración	Rangos normales	Exceso de concentración
Sodio (Na^+)	Regulador del equilibrio ácido-base, osmolaridad tisular y actividad enzimática. Mantiene la presión osmótica, regulador del balance hídrico	< 135 mEq/dL Hiponatriemia	135-145 mEq/dL	> 145 mEq/dL Hipernatriemia
Potasio (K^+)	Principal regulador de la excitación muscular y nerviosa. Control intracelular de volumen. Síntesis proteica, reacciones enzimáticas y metabolismo de los carbohidratos	< 3.5 mEq/dL Hipopotasiemia	3.5-5.0 mEq/dL	> 5.0 mEq/dL Hiperpotasiemia
Calcio (Ca^{2+})	Propagación de la actividad neuromuscular, regulación de funciones endocrinas, coagulación, metabolismo óseo	< 9 mg/dL Hipocalciemia	9-10.5 mg/dL	> 10.5 mg/dL Hipercalciemia
Cloro (Cl⁻)	Regula de manera indirecta los cambios en el sodio y el bicarbonato. Ayuda a mantener la osmolaridad extracelular	< 96 mEq/dL Hipocloremia	96-106 mEq/dL	> 106 mEq/dL Hipercloremia

Tabla 6: Principales funciones de los electrolitos séricos y sus valores, **CITATION Cam06 \l 3082 (Camiro, Parada, Peschard, & Vera, 2006).**

4.3.4.1   ¿POR QUÉ SE DEBE REALIZAR?:

Los electrolitos son signos de que los electrolitos de su cuerpo pueden estar en desequilibrio, un panel de electrolitos sirve para ayudar a determinar un diagnóstico o descartar otros problemas. También es posible para monitorear su tratamiento para otra afección, o incluso monitorizar tratamiento de enfermedades. Se debe realizar si tiene diarrea, vómito, diabetes, enfermedad cardiaca, daño en los nervios, problemas musculares, tratamiento para el cáncer y enfermedad renal crónica,

(Haldeman-Englert, 2017). Debido a que los desequilibrios electrolíticos o ácido-base están presentes en una gran variedad de trastornos tanto agudos como crónicos, el panel de electrolitos suele solicitarse con frecuencia en el ámbito hospitalario, **(Ambalavanan, 2012).**

4.3.4.2 **ELECTROLITOS SÉRICOS:**

4.3.4.2.1 **SODIO (Na):**

Es un examen que mide la concentración de sodio en la sangre, y se puede medir en un examen de orina, **(Dugdale, David, 2019).** Evitar tomar medicamentos que pueden afectar como antibióticos, antidepresivos, para presión alta, litio, antiinflamatorios no esteroides y diuréticos, **(Dugdale, David, 2019).**

4.3.4.2.1.1 **¿POR QUÉ SE DEBE REALIZAR EL EXAMEN DE SODIO?:**

El sodio se encuentra en la mayoría de los alimentos. La forma más común de sodio es el cloruro de sodio, que es la sal de mesa. Este examen por lo regular se hace como parte del grupo de pruebas metabólicas básicas o de electrólitos en sangre. El nivel de sodio en la sangre representa un equilibrio entre el sodio y el agua en los alimentos y las bebidas que usted consume y la cantidad en la orina. Una pequeña cantidad se pierde a través de las heces y el sudor, **(Dugdale, David, 2019).**

4.3.4.2.1.2 **LAS CONCENTRACIONES DE SODIO PUEDEN RESULTAR:**

- Hiponatremia: la hiponatremia consiste en una concentración demasiado baja de sodio en la sangre, las causas son muy diversas, desde ingerir un exceso de líquido hasta la insuficiencia renal, la insuficiencia cardíaca, la cirrosis y los diuréticos.
- Hipernatremia: la hipernatremia consiste en una concentración alta de sodio en la sangre, cuyas causas son diversas, incluidas no ingerir una cantidad suficiente de líquido, diarrea, insuficiencia renal y uso de diuréticos. La persona afectada siente principalmente sed y, si la hipernatremia empeora, puede sentirse confusa o sufrir sacudidas musculares y convulsiones, **(Dugdale, David, 2019).**

4.3.4.2.1.3 **SIGNIFICADOS DE LAS ALTERACIONES DE LOS NIVELES DE REFERENCIA DE SODIO:**

- Valores por encima del valor normal: problemas de las glándulas suprarrenales (síndrome de Cushing o el hiperaldosteronismo), diabetes insípida, aumento en la pérdida de líquidos debido a una sudoración excesiva, diarrea o quemaduras, demasiada sal o bicarbonato de sodio en la dieta o por uso de ciertos medicamentos, como corticosteroides, laxantes, litio y medicamentos como ibuprofeno o naproxeno, **(Dugdale, David, 2019)**.

- Valores por debajo del valor normal: glándulas suprarrenales que no producen suficiente cantidad de sus hormonas (enfermedad de Addison), cetonuria, hiperglicemia, hipertrigliceridemia, aumento en la pérdida de líquidos del cuerpo, vómitos o diarrea, síndrome de secreción inapropiada de hormona antidiurética, demasiada hormona vasopresina, hipotiroidismo, uso de medicamentos como diuréticos, morfina y antidepresivos inhibidores selectivos de la recaptación de serotonina, **(Dugdale, David, 2019)**.

4.3.4.2.2 **POTASIO (K):**

El potasio es uno de los electrólitos del cuerpo, es decir, minerales que llevan una carga eléctrica cuando se encuentran disueltos en los líquidos corporales como la sangre. Es necesario para el funcionamiento normal de las células, de los nervios y de los músculos. Una concentración de potasio demasiado alta (hiperpotasiemia) o demasiado baja (hipopotasemia) tiene consecuencias graves, como las arritmias o incluso un paro cardíaco. El organismo utiliza las grandes reservas de potasio almacenado en las células para mantener una concentración constante de potasio en la sangre, **(Lewis, 2020)**.

4.3.4.2.2.1 **¿POR QUÉ SE DEBE REALIZAR EL EXAMEN DE POTASIO?:**

Un análisis de sangre para medir los niveles de potasio se realiza para:

- Medir los niveles de potasio en las personas tratadas con medicamentos como diuréticos y en las personas que se realizan diálisis renal.

- Revisar si el tratamiento para los niveles de potasio demasiado bajos o demasiado altos está dando resultado.
- Revisar a las personas con presión arterial alta que podrían tener un problema en los riñones o en las glándulas suprarrenales.
- Revisar los efectos de la nutrición adicional en los niveles de potasio.
- Revisar si determinados tratamientos para el cáncer están causando la destrucción de demasiadas células (lisis celular). El síndrome de lisis celular causa niveles muy altos de algunos electrolitos, incluido el potasio, **(Cigna, 2019).**

4.3.4.2.2.2 **LAS CONCENTRACIONES DE POTASIO PUEDEN RESULTAR:**

- Hipopotasemia: la hipopotasemia consiste en una concentración demasiada baja de potasio en la sangre, las causas son muy diversas, pero suele deberse a vómitos, diarrea, trastornos de las glándulas suprarrenales o ingesta de diuréticos. La hipopotasemia provoca que los músculos se debiliten, experimenten calambres o sacudidas o incluso se paralicen, además de dar lugar a arritmias, **(Lewis J. L., 2020).**
- Hiperpotasiemia: la hiperpotasiemia consiste en una concentración demasiada alta de potasio en la sangre. Una concentración alta de potasio tiene muchas causas, incluidos los trastornos renales, los fármacos que afectan a la funcionalidad renal y el consumo excesivo de suplementos de potasio. Debe ser grave antes de que provoque síntomas, sobre todo, arritmias, **(Lewis J. L., 2020)**

4.3.4.2.2.3 **SIGNIFICADOS DE LAS ALTERACIONES DE LOS NIVELES DE REFERENCIA DE POTASIO:**

o Valores por encima del valor normal: enfermedad de los riñones, quemaduras u otras lesiones traumáticas, enfermedad de Addison, que puede causar una variedad de síntomas, como debilidad, mareos, pérdida de peso y deshidratación, diabetes tipo 1, efecto de algunos medicamentos, como los diuréticos o los antibióticos, n raros casos, una dieta demasiado alta en potasio.

o Valores por debajo del valor normal: una dieta con muy poco potasio, alcoholismo, pérdida de líquidos corporales por diarrea, vómitos o uso de diuréticos e hiperaldosteronismo, un trastorno hormonal que causa presión arterial alta.

4.3.4.2.3 **CLORO (CI):**

El cloruro es un tipo de electrólito, este funciona con otros electrólitos, como el potasio, el sodio y el dióxido de carbono (CO2). Ayudan a conservar el equilibrio apropiado de líquidos corporales y mantener el equilibrio ácido-básico del cuerpo. Es para medir la cantidad de cloruro en la porción líquida (suero) de la sangre, **(Dugdale, David, 2019)**.

4.3.4.2.3.1 **LAS CONCENTRACIONES DE CLORO PUEDEN RESULTAR:**

- Hipocalcemia: cuando la concentración de calcio en la sangre es demasiada baja, una concentración baja de calcio puede ser consecuencia de un trastorno de las glándulas paratiroideas, así como de la alimentación, de trastornos renales o de ciertos medicamentos. A medida que la hipocalcemia avanza, aparecen los calambres musculares, y se puede sentir confusión y depresión, tener tendencia a olvidarse, percibir hormigueo en los labios, en los dedos de las manos y en los pies, y presentar rigidez y dolor muscular, **(Lewis J. L., 2020)**.

- Hipercalcemia: cuando la concentración de calcio en la sangre es demasiada alta de calcio en la sangre, un alto nivel de calcio puede deberse a una afección en las glándulas paratiroideas, a la alimentación, al cáncer o a trastornos que afecten a los huesos; aparecen problemas digestivos, se siente sed y se orina mucho, pero si la hipercalcemia se agrava provoca confusión y el coma, **(Lewis J. L., 2020)**.

4.3.4.2.3.2 **SIGNIFICADO DE LAS ALTERACIONES DE LOS VALORES NORMALES DE CLORO:**

- Valores por encima del valor normal: enfermedad de Addison, inhibidores de la anhidrasa carbónica, diarrea, acidosis metabólica, alcalosis respiratoria, acidosis tubular renal.

- Valores por encima del valor normal: síndrome de Bartter, quemaduras, insuficiencia cardiaca congestiva, deshidratación, sudoración excesiva, hiperaldosteronismo, alcalosis metabólica, acidosis respiratoria, síndrome respiratorio, síndrome de secreción inadecuada de hormona antidiurética y vómitos, **(Dugdale, David, 2019).**

4.3.4.2.4 **CALCIO (Ca):**

Es un análisis que mide el nivel de calcio en la sangre, la mitad de calcio en la sangre se fija a las proteínas principalmente albúmina. El calcio también puede medirse en orina, **(Dugdale, David, 2019).**

4.3.4.2.4.1 **¿POR QUÉ SE DEBE REALIZAR EL EXAMEN DE CALCIO?:**

Es importante para la función cardíaca y ayuda con la contracción muscular, las señales nerviosas y la coagulación sanguínea. También sirve para ciertas enfermedades óseas, cánceres, como mieloma múltiple o cáncer de mama, pulmón, cuello y riñón, enfermedad renal crónica, enfermedad hepática crónica, trastornos de las glándulas paratiroides (una hormona producida por estas glándulas controla los niveles de calcio y vitamina D en la sangre), nivel alto de vitamina D e hiperactividad de la tiroides (hipertiroidismo) o tomar demasiado medicamento de hormona tiroidea, **(Dugdale, David, 2019).**

4.3.4.2.4.2 **SIGNIFICADOS DE LAS ALTERACIONES DE LOS VALORES NORMALES DE CALCIO:**

- Valores por encima del valor normal: tomar demasiado calcio o vitamina D, hiperparatiroidismo, infecciones como tuberculosis, micobacterianas y micóticas, mieloma múltiple, tumor metastásico del hueso, hiperactividad de la glándula tiroides, enfermedad de Paget, sarcoidosis, tumores que producen hormonas paratiroidea y usos de ciertos medicamentos como litio, tamoxifeno y tiazidas, **(Dugdale, David, 2019).**
- Valores por debajo del valor normales: trastornos que afectan la absorción, hipoparatiroidismo, insuficiencia renal nivel bajo de albumina en sangre,

enfermedad hepática, deficiencia de magnesio, pancreatitis y deficiencia de vitamina D, **(Dugdale, David, 2019)**.

4.3.4.2.5 **FÓSFORO (P):**

Es un examen que mide la cantidad de fosfato en la sangre. **(Dugdale, David, 2019)**

4.3.4.2.5.1 ¿POR QUÉ SE DEBE REALIZAR EL EXAMEN DE FÓSFORO?:

El fósforo es un mineral que el cuerpo necesita para desarrollar dientes y huesos fuertes; sobre todo para las señales nerviosas y la contracción muscular. Se realiza para ver qué tanto fósforo hay en la sangre, **(Dugdale, David, 2019)**.

4.3.4.2.5.2 SIGNIFICADOS DE LAS ALTERACIONES DE LOS VALORES NORMALES DE FÓSFORO:

* Valores por encima de los valores normales: cetoacidosis diabética, hipoparatiroidismo, insuficiencia renal, enfermedad hepática, demasiada vitamina D, demasiado fosfato en la alimentación, demasiado fosfato en la alimentación y uso de laxantes que contengan fosfato, **(Dugdale, David, 2019)**.
* Valores por debajo de los valores normales: alcoholismo, hipercalciemia, hiperparatiroidismo primario, muy poca ingesta de fosfato en la dieta, desnutrición grave y muy poca vitamina D, **(Dugdale, David, 2019)**.

4.3.4.2.6 **MAGNÉSIO (Mg):**

Es un examen que mide el nivel de magnesio en la sangre, **(Dugdale D. , 2019)**. El cuerpo necesita magnesio para que los músculos, los nervios y el corazón funcionen bien, el magnesio también ayuda a controlar la presión arterial y el azúcar en la sangre. La mayor parte de magnesio del cuerpo está en los huesos y las células, pero hay una pequeña cantidad en la sangre, si los niveles de magnesio están demasiado bajos o altos, puede ser signo de un problema de salud grave. **(Pike, 2020)**.

4.3.4.2.6.1 ¿POR QUÉ SE DEBE REALIZAR?:

Se realiza cuando se sospecha que tiene un nivel anormal de magnesio en la sangre. El magnesio es necesario para muchos procesos químicos en el cuerpo.

Ayuda a mantener las funciones musculares y nerviosas normales, y conserva los huesos fuertes. El magnesio también se necesita para que el corazón funcione normalmente y para ayudar a regular la presión arterial. El magnesio igualmente ayuda a que el cuerpo controle los niveles de azúcar en la sangre y ayuda a reforzar el sistema de defensas del cuerpo (sistema inmunitario), **(Dugdale D. , 2019)**.

4.3.4.2.6.2 **LAS CONCENTRACIONES DE MAGNESIO PUEDEN RESULTAR:**

- Hipermagnesemia: La hipermagnesemia es poco frecuente, solo aparece si se padece insuficiencia renal y se toman sales de magnesio o se toma algún fármaco que contenga magnesio (como algunos antiácidos o laxantes). La hipermagnesemia puede causar: debilidad muscular, hipotensión arterial y dificultad respiratoria. Cuando es grave, el corazón puede dejar de latir, **(Lewis J. L., 2020)**.

- Hipomagnesemia: la concentración de magnesio disminuye porque se ingiere menos magnesio o porque el intestino no puede absorber los nutrientes con normalidad (lo que se denomina malabsorción). Pero a veces la hipomagnesemia se debe a que los riñones o los intestinos excretan demasiado magnesio, algunos factores son: tomar grandes cantidades de alcohol, lo que reduce la ingesta de alimentos y aumenta la eliminación de magnesio, diarrea prolongada (frecuente), que aumenta la eliminación de magnesio, concentraciones elevadas de aldosterona, vasopresina (hormona antidiurética) o de hormonas tiroideas, que aumentan la eliminación de magnesio, fármacos que aumentan la eliminación de magnesio, como los diuréticos, el antimicótico anfotericina B o el antineoplásico cisplatino, uso crónico de un inhibidor de la bomba de protones (un tipo de fármaco que reduce el ácido del estómago) o por la lactancia materna, que aumenta las necesidades corporales de magnesio, **(Lewis J. L., 2020)**.

4.3.4.2.6.3 **SIGNIFICADOS DE LAS ALTERACIONES DE LOS VALORES NORMALES:**

- Resultados por encima de los valores normales: insuficiencia renal, cetoacidosis diabética, perdida de la función renal, perdida de líquido corporal y síndrome de leche y alcalinos, **(Dugdale D. , 2019)**.
- Resultados por debajo de los valores normales: trastorno por consumo de alcohol, hiperaldosteronismo, hipercalcinemia, nefropatía, diarrea prolongada, tomar ciertos medicamentos como inhibidores de la bomba de protones, diuréticos, antibióticos aminoglucósidos, cisplatina; inflamación del páncreas, diabetes sin control, presión arterial alta y proteína en la orina en una mujer embarazada o inflamación del revestimiento del intestino grueso y recto como colitis ulcerativas, **(Dugdale D. , 2019)**.

4.3.4.2.7 **LITIO (Li):**

El litio es uno de los fármacos más conocidos y ampliamente usados en el tratamiento del trastorno bipolar. Este análisis mide la concentración de litio en la sangre, **(Online, 2020)**. Se usa para conocer la concentración sanguínea de litio y poderla mantener dentro del rango terapéutico y evitar sus posibles efectos toxico, **(Online, 2020)**.

4.3.4.2.7.1 **SIGNIFICADOS DE LAS ALTERACIONES DE LOS VALORES NORMALES DE LITIO:**

El rango terapéutico del litio es de 0,6 -1,2 mmol/L. Dentro de este rango la mayoría de personas responde sin presentar síntomas de toxicidad. Cuando la concentración de litio está dentro del margen terapéutico y el individuo está bien clínicamente y no presenta efectos secundarios, la dosis de litio suele ser adecuada. Si la concentración de litio se sitúa por debajo del margen terapéutico, seguramente que el individuo no estará recibiendo la dosis correcta. Si la concentración de litio se sitúa por encima del margen terapéutico o el individuo presenta síntomas secundarios, probablemente la dosis sea demasiado alta, **(Online, 2020)**.

4.3.4.3 **VALOR NORMAL DE LOS ELECTROLITOS:**

Los resultados se indican en miliequivalentes por litro (mEq / L). Aquí se mencionan los rangos normales para cada tipo de electrolito en la sangre:

- Sodio (Na)
  - Adultos: de 136 a 145 mEq / L
  - Adultos mayores de 90 años: de 132 a 146 mEq / L
  - Niños: de 138 a 146 mEq / L
  - Bebés prematuros a las 48 horas: de 128 a 148 mEq / L
  - Recién nacidos: de 133 a 146 mEq / L
- Potasio (K)
  - Adultos: de 3,5 a 5 mEq / L
  - Niños: de 3.4 a 4.7 mEq / L
  - Bebés: de 4.1 a 5.3 mEq / L
  - Recién nacidos: de 3.9 a 5.9 mEq / L
- Cloruro (Cl)
  - Adultos: de 98 a 106 mEq / L
  - Niños: de 90 a 110 mEq / L
  - Recién nacido: de 96 a 106 mEq / L
  - Bebés prematuros: de 95 a 110 mEq / L, **(Haldeman-Englert, 2017).**
- Calcio:
  - Adulto: 8.5 a 10.2 mg/dL (2.13 a 2.55 milimol/L), **(Dugdale, David, 2019).**
- Fósforo:
  - Adultos: 2.8 a 4.5 mg/dl
  - Niños: 4.0 a 7.0 mg/dl, **(Dugdale, David, 2019).**
- Magnesio:
  - Adulto: 1.5-2.5mg/dl, **(Lewis J. L., 2020).**

☐ Litio:

- Adulto: entre 0.6 y 1.2 mEq/L, **(Online, 2020).**

4.3.4.4 CRITERIOS QUE AFECTAN LOS RESULTADOS DEL ANÁLISIS:

La cantidad de líquido que beba o pierda puede afectar los resultados de su prueba. Los resultados también pueden verse afectados por vómito, diarrea o mucha sudoración por hacer ejercicio, **(Haldeman-Englert, 2017).** Algunos medicamentos, como los que se usan para disminuir la presión arterial alta (hipertensión) o reducir el ácido estomacal, pueden causar problemas de electrolitos, **(Haldeman-Englert, 2017).**

4.3.4.5 CRITERIOS A CONSIDERAR:

Las personas que sufren problemas renales, pueden retener un exceso de fluido en el organismo y diluir las concentraciones de sodio y de cloruro, de manera que se encuentran por debajo del rango de normalidad. Quienes sufren una importante pérdida de fluidos pueden tener concentraciones elevadas de sodio, potasio y cloruro. Los electrolitos pueden verse afectados también en algunos tipos de insuficiencia cardiaca, en problemas nerviosos y/o musculares y en la diabetes, **(Ambalavanan, 2012).**Algunos fármacos que alteren los niveles sanguíneos de sodio también ocasionarán alteraciones en los niveles de cloruro. Además, si se toma mucho bicarbonato o cantidades de antiácidos mayores a las recomendadas, los niveles de cloruro también pueden disminuir, **(Ambalavanan, 2012).**

4.3.4.6 ¿QUÉ ES EL ANIÓN GAP?

El anión gap (AG) es un valor calculado que surge de los resultados obtenidos en el panel electrolítico. Se utiliza para distinguir entre la acidosis metabólica con anión-gap de la que no cursa con anión-gap. Acidosis significa un exceso de ácido en el organismo; esto puede perjudicar a diversas funciones celulares y debe detectarse rápidamente. El AG suele utilizarse de manera rutinaria en el ámbito hospitalario y en los servicios de urgencias para diagnosticar y monitorizar a los pacientes con trastornos agudos. Si se detecta una acidosis metabólica con anión-gap, el AG puede utilizarse para monitorizar la efectividad del tratamiento del trastorno subyacente ,**(Ambalavanan, 2012)**.

❖ La fórmula que se utiliza de manera más común es:

Anión Gap (AG) = Sodio - (Cloruro + Bicarbonato [CO_2 total]), **(Ambalavanan, 2012)**.

4.3.5 GASOMETRÍA ARTERIAL (pH, BICARBONATO, ACIDEZ, Hb, pO2, pCO2):

La gasometría arterial es llama como ABG por sus siglas en inglés; mide la acidez (pH) y los niveles de oxígeno y dióxido de carbono en la sangre de una arteria. Esta prueba se utiliza para registrar lo bien que sus pulmones pueden trasladar el oxígeno a la sangre y eliminar el dióxido de carbono de la sangre, como sabemos la sangre pasa por los pulmones, el oxígeno se desplaza hacia la sangre y el dióxido de carbono pasa de la sangre a pulmones. **(Cigna, 2019)**.

4.3.5.1 ¿PARA QUÉ SIRVE LA ABG?:

La gasometría sirve para evaluar el estado del equilibrio ácido-base (se utiliza preferentemente la sangre venosa periférica) y para conocer la situación de la función respiratoria (sangre arterial), **(AMIR, 2019)**. Esta prueba usa sangre de una arteria para medir los niveles de oxígeno y dióxido de carbono antes de que entren en los tejidos del cuerpo y se hace para:

- Detectar problemas respiratorios graves y enfermedades pulmonares, como el asma, fibrosis quística o enfermedad pulmonar obstructiva.
- Determinar lo bien que está funcionando el tratamiento para las enfermedades pulmonares.

- Determinar si necesita oxígeno adicional o ayuda con la respiración (ventilación mecánica).

- Determinar si está recibiendo la cantidad correcta de oxígeno cuando usa oxígeno en el hospital.

- Medir el nivel ácido-base en la sangre de las personas que tienen insuficiencia cardiaca, insuficiencia renal, diabetes no controlada, trastornos del sueño o infecciones graves, o después de una sobredosis, **(Cigna, 2019)**.

4.3.5.2 PARÁMETROS QUE MIDE:

☐ **Presión parcial de oxígeno (PaO2).** Esto mide la presión del oxígeno disuelto en la sangre y qué tan bien el oxígeno puede desplazarse desde los pulmones hacia la sangre.

☐ **Presión parcial de dióxido de carbono (PaCO2).** Esto mide la presión del dióxido de carbono disuelto en la sangre y lo bien que el dióxido de carbono puede eliminarse del cuerpo.

☐ **pH.** El pH mide los iones de hidrógeno (H+) en la sangre. Por lo general, el pH de la sangre es de entre 7.35 y 7.45. El pH inferior a 7.0 se llama ácido y el pH superior a 7.0, básico (alcalino). Por tanto, la sangre es ligeramente básica.

☐ **Bicarbonato (HCO3).** El bicarbonato es una sustancia química (protectora) que impide al pH de la sangre hacerse demasiado ácido o demasiado básico.

☐ **Valores del contenido de oxígeno (O2CT) y la saturación de oxígeno (O2Sat).** El contenido de O2 mide la cantidad de oxígeno en la sangre. La saturación de oxígeno mide la cantidad de hemoglobina en los glóbulos rojos que transporta oxígeno (O2), **(Cigna, 2019)**.

4.3.5.3 ¿QUIÉN REALIZA LA PRUEBA Y QUE TIPO DE MUESTRA SE REALIZA?:

La gasometría la realiza el personal de enfermería especializada en este tipo de análisis, **(Restoy & Torralba, 2019)**. La sangre generalmente se toma de una arteria. En algunos casos, se puede usar la sangre de una vena, La muestra de sangre puede tomarse de una de las siguientes arterias:

- La arteria radial en la muñeca, la arteria femoral en la ingle o la arterias humoral o braquial en el brazo.

4.3.5.4 ¿QUÉ SE PUEDE DIAGNOSTICAR CON LA GASOMETRÍA?:

o Hipoxemia. PaO2 < 80 mmHg.

o Hipercapnia. PaCO2 > 45 mmHg.

o Insuficiencia respiratoria parcial. PaO2 < 60 mmHg y PaCO2 > 45 mmHg, **(AMIR, 2019)**.

4.3.5.5 RESULTADOS NORMALES:

o Presión parcial de oxígeno (PaO$_2$): 75 a 100 milímetros de mercurio (mmHg) o 10.5 a 13.5 kilopascal (kPa).

o Presión parcial de dióxido de carbono (PaCO$_2$): 38 a 42 mmHg (5.1 a 5.6 kPa).

o pH de sangre arterial: 7.38 a 7.42.

o Saturación de oxígeno (SaO$_2$): 94% a 100%.

o Bicarbonato (HCO$_3$): 22 a 28 miliequivalentes por litro (mEq/L).

4.3.5.6 INTERPRETACIÓN DE GASOMETRÍA ARTERIAL:

✓ **¿Acidosis o Alcalosis?**

- Primero –> Mira el pH.

- RECUERDA: *Rango entre 7,35 y 7,45*

- Si está por encima de 7,45 será ALCALOSIS

- Si está por debajo de 7,35 será ACIDOSIS

✓ **¿Metabólica o Respiratoria?**

Segundo –> Mira el Bicarbonato y la pCO2.

- RECUERDA:

o   HCO3: Rango entre 22 y 26 mEq/l

o   pCO2: Rango entre 35 y 45 mmHg

✓ **BICARBONATO:**

- Si sube provoca ALCALOSIS

- Si baja provoca ACIDOSIS

✓ **pCO2:**

- Si sube provoca ACIDOSIS

Si baja provoca ALCALOSIS, **(AMIR, 2019)**.

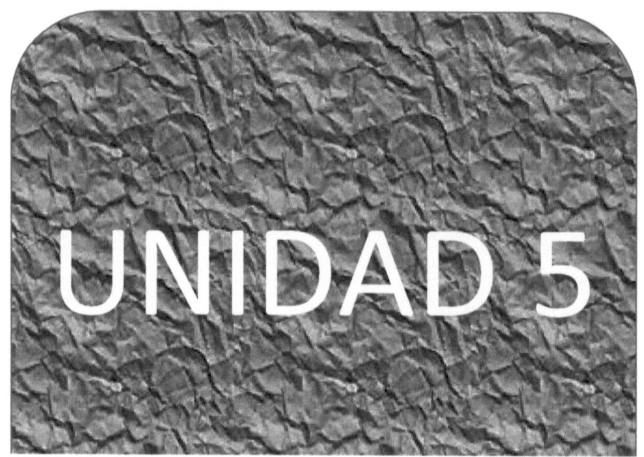

UNIDAD 5

5.1 MARCADORES TUMORALES

Un marcador tumoral es una sustancia en las células cancerosas o en otro tipo de células del cuerpo que está presente o se produce en respuesta al cáncero algunas afecciones benignas (no cancerosas). El marcador tumoral ofrece información sobre el cáncer, como el grado de malignidad, si es posible usar terapia dirigida o si el cáncer responde al tratamiento. los marcadores tumorales que se usaban eran proteínas u otras sustancias que tanto las células normales como las cancerosas producen, pero que las células cancerosas producen en mayor cantidad. Estas sustancias se encuentran en la sangre, la orina, la materia fecal, los tumores o en otros tejidos o líquidos del cuerpo de algunos pacientes con cáncer. Sin embargo, en la actualidad, los marcadores genómicos, como las mutaciones de genes, los patrones de expresión de un gen en los tumores, y los cambios que no son genéticos en el ácido desoxirribonucleico(ADN) de un tumor, se usan cada vez más como marcadores tumorales. Centros oncológicos designados por el NCI. (6de mayo de 2019).

5.2 CARACTERÍSTICAS

Que sea válida. Corresponde al grado en que una prueba mide loque se supone que debe medir. Con qué frecuencia el resultado de la prueba es confirmado por procedimientos diagnósticos más complejos y rigurosos Las medidas de validez de una prueba se determinan por la sensibilidad y la especificidad de la misma. Que sea reproducible.corresponde ala capacidad de la prueba para ofrecer los mismos resultados cuando se repite en circunstancias similares. La reproductividad está determinada por la variabilidad biológica del hecho observado, la introducida por el propio observador y la derivada de la propia prueba. Que sea segura.corresponde a la capacidad de la prueba para predecir la presencia o ausencia de una enfermedad. Ante un resultado positivo de una prueba qué probabilidad existe de que este resultado indique presencia de la enfermedady, ante un resultado negativo de una prueba qué probabilidad existe de que este resultado indique la ausencia de la enfermedad Las medidas de seguridad de una prueba están dadas por el valor predictivo de un resultado positivo o negativo, respectivamente. Especificidad.Existe la posibilidad de que el análisis arroje un resultado falso positivo. Esto puede ocurrir cuando el marcador tumoral en sí o la prueba que se usa para detectarlo no son lo suficientemente específicos. Si el análisis no es lo suficientemente específico, los resultados podrían sugerir la presencia o el crecimiento de un tumor pese al tratamiento. En este caso, una persona sana podría someterse a pruebas innecesarias y sufrir ansiedad3Sensibilidad.Si el marcador tumoral o la prueba no es lo suficientemente sensible, los resultados podrían sugerir un falso negativo. Esto es cuando los análisis indican que una persona no tiene un tumor, pero en realidad sí lo tienen. O bien, los niveles de marcadores tumorales pueden sugerir que el tratamiento del cáncer está funcionando, cuando no lo está. Esto significa que una persona, que podría beneficiarse con análisis y tratamiento adicionales, puede no recibirlos si solo se usan las pruebas de marcadores tumorales. Valor predictivo positivo. es la probabilidad de padecer la enfermedad si se obtiene un resultado positivo en la prueba. El valor predictivo positivo puede estimarse, por tanto, a partir de la proporción de pacientes con un resultado positivo en la prueba, que finalmente resultaron estar enfermos. Valor predictivo negativo.es la probabilidad de no padecer la enfermedad si se obtiene un resultado negativo en la prueba. El valor predictivo negativo puede estimarse, por tanto, a partir de la proporción de pacientes con un resultado negativo en la prueba que finalmente resultaron sanos. Prevalencia. es la proporción de individuos de un grupo o una población que presenta una característica o evento determinado en un momento o en un período de tiempo establecido. ClaudiaHaydée Arce Salinas. (mayo del 2018).

5.3 VENTAJAS Y DESVENTAJAS

DESVENTAJAS

•Diagnostico precoz de recidiva.

•Evolución de la enfermedad.

•Detención de enfermedad residual.

UDMAFyC Sector Zaragoza II. (26 de septiembre de 2015).

DESVENTAJAS

•Casi todas las personas tienen una pequeña cantidad de estos marcadores en su sangre, por lo tanto, es muy difícil detectar tumores cancerosos en etapa inicial mediante el uso de estas pruebas. •Los niveles de estos marcadores tienden a aumentar más de lo normal solamente cuando hay una gran cantidad de cáncer presente.

•Algunas personas con cáncer nunca presentan niveles elevados de estos marcadores. •Incluso cuando los niveles de estos marcadores son elevados, no siempre significa que hay cáncer. Por ejemplo, el nivel del marcador tumoral CA 125 puede ser alto en mujeres con afecciones ginecológicas distintas al cáncer ovárico. Secretaria de Salud Gobierno de México. (26 de junio de 2019).

5.4 MARCADORES TUMORALES MÁS COMUNES

Los Marcadores Tumorales más utilizados en la práctica clínica y que a continuación describimos de una forma más amplia son: PSA, CEA, CA 125, CA 15.3, antígeno carbohidratado 199 (CA 19.9), alfa-fetoproteína (AFP), gonadotropina coriónica humana (HCG), NSE y SCC13-18. Ignacio Hermida (febrero de 2016)

5.4.1 PSA

El antígeno prostático específico (PSA) es una proteína producida por la próstata y que participa en la disolución del coágulo seminal. Su producción depende de la presencia de andrógenos y del tamaño de la glándula prostática. Prácticamente es una proteína de síntesis exclusiva en la próstata. Se conoce como un marcador tumoral de cáncer de próstata. La elevación del PSA en plasma es proporcional a la masa tumoral presente y, de esta forma, el PSA en sangre es un gran test para detectar la presencia de un cáncer de próstata. PSA total y libre (antígeno prostático específico)

Es el marcador más ampliamente utilizado en el cáncer de próstata. Se trata de una glucoproteína producida por el epitelio secretor prostático normal y maligno, que se encuentra normalmente en concentraciones de 0,1-4 ng/ml en plasma. Se pueden realizar dos mediciones: el PSA total y el PSA libre. El PSA total tiene una alta especificidad en patología prostática (98 %), y su límite de referencia es de 4 ng/ml. El problema del PSA es que, en el rango de valores intermedios, que oscilan entre 4 y 10 ng/ml, laespecificidad para patología maligna es baja, dado que se solapan pacientes con hipertrofia de próstata y pacientes con cánceres localizados.

En estos casos, para evitar la realización de biopsias innecesarias, se recomienda determinar el PSA libre. El porcentaje de PSA libre es significativamente inferior en pacientes con cáncer de próstata. Un PSA libre inferior al 25 % puede considerarse sospechoso de neoplasia. La velocidad de incremento del PSA mayor de 0,75 ng/ml en un año puede considerarse claramente anormal. Es necesario realizar por tanto varias determinaciones seriadas para considerar una elevación significativa. El PSA aumenta con la edad una media anual de 0,04 ng/ml y también su aumento indica extensión tumoral, así que para su interpretaciónhay que tener presente la edad del paciente.

Un nivel elevado de PSA, por sí mismo, no es indicativo de cáncer; por lo tanto se deben hacer otras pruebas, como la biopsia prostática, para hacer un diagnóstico correcto. Los niveles de PSA han demostradoser útiles para supervisar la eficacia del tratamiento y para controlar las recaídas, ya que su incremento tras la normalización con el tratamiento implica recurrencia o propagación. Otras causas frecuentes de elevación del PSA son la hipertrofia benignade próstata, la prostatitis, los infartos prostáticos y las manipulaciones de la vía urinaria, como las biopsias, cistoscopias o cirugías prostáticas. Hasta el momento no hay evidencias para recomendar la determinación del PSA como método de cribado poblacional en varones asintomáticos, pero puede realizarse a pacientes que así lo demanden, debiéndoles informar siempre de forma comprensible sobre los beneficios y riesgos de tal determinación, o en aquellos que tengan algún factor de riesgo, como la existencia de dos o más familiares afectados de cáncer de próstata, raza negra o por determinaciones previas dudosas. Algunos autores recomiendan, sin embargo, realizar PSA y tacto rectal anual en varones a partir de 50 años.Indicaciones más frecuentes de esta prueba: •Cáncer de próstata. •Hiperplasia benigna de próstata. •Prostatitis. Los niveles de PSA se correlacionan con el tamaño tumoral y su extensión, es decir, los niveles de PSA serán más elevados cuanto mayor y más extendido esté el tumor. No obstante, un cierto porcentaje de pacientes con cáncer de próstata tiene unos niveles de PSA normales. También pueden darse niveles elevados de PSA en otras patologías prostáticas como en la hiperplasia benigna de próstata o la prostatitis. Por tanto, un valor de PSA elevado en sí mismo no es diagnóstico de un cáncer de próstata, aunque sí que es de gran ayuda al urólogo para su diagnóstico junto con otras pruebas como el tacto rectal. Se prevé que los hombres de 55 a 59 años con cáncer de próstata de riesgo moderado obtengan el mayor beneficio del tratamiento curativo inmediato.

El tratamiento inmediato es menos favorable para los hombres de 70 a 74 años con cáncer de próstata de bajo riesgo o de alto riesgo. En el cáncer de próstata, el antígeno específico de próstata, la fracción libre, la velocidad y la densidad del antígeno específico de próstata y el tacto rectal en personas de riesgo Los problemas de sensibilidad y especificidad del antígeno específico de próstata, en el futuro se verán superados con nuevos marcadores tumorales como el antígeno 3 de cáncer de próstata (PCA3 por prostate cancer antigen 3) en orina, disponible para uso clínico, pero aún no introducido en el medio. Fernando Ramón De Fata Chillón. (2014).

5.4.2 HGC

La HCG es una glicoproteína compuesta por dos subunidades, la alfa y la beta, que se produce en condiciones normales en el sincitotrofoblasto de la placenta durante el embarazo. La especificidad de la beta-HCG como marcador sérico es muy elevada, aunque existen falsos positivos en ulcus gastroduodenal, consumo de marihuana, cirrosis hepática y enfermedad intestinal inflamatoria, embarazos patológicos (extrauterino, molar). Se consideran valores normales aquellos inferiores a 5 mlU/ml. La beta-HCG se encuentra elevada en la enfermedad trofoblástica, en el coriocarcinoma (100 % de los casos) y en el resto de los tumores germinales (seminomas puros en un 10-25 % de los casos y en los no seminomatosos en un 80 %).

Se sintetiza en células del sincitiotrofoblasto de la placenta.

•La GCH está conformada por 2 sub-unidades Alfa (15, daltons) y Beta (22,000 daltons).

•La sub unidad Alfa es idéntica a la sub unidad Alfa de FSH, LH y TSH.

•La sub Beta es específica de la GCH y prácticamente puede ser medida sin reacción cruzada con otras hormonas.

•Tumores testiculares y trofoblásticos. La determinación cuantitativa de la hCG en diagnóstico de embarazos ectópicos, molas hidatidiformes, y tumores testiculares. Junto con la determinación del estriol y la AFP colaboran en la detección de problemas fetales como el síndrome de Down y la espina bífida. La hCG es un marcador para el seguimiento de enfermedad trofoblástica gestacional o mola hidatidiforme. Después de la resección adecuada de la mola los niveles deben bajar en 3 a 12 semanas. Si los valores persisten elevados o disminuyen muy lentamente requieren terapia sistémica contra mola invasiva o coriocarcinoma.

5.4.3 CA-15-3

Glucoproteína de alto peso molecular que se usa principalmente para el control del tratamiento del cáncer de mama, sobre todo en sus formas avanzadas (enfermedad metastásica). Se consideran valores normales aquellos por debajo de 35 U/ml. Dado que este marcador no suele elevarse en los estadios iniciales de la enfermedad, no se recomienda su uso en el despistaje, diagnóstico ni estadiaje del cáncer de mama. Está alterado en el 20 al 50 % de las pacientes con cáncer de mama y es un importante factor pronóstico, pues altas concentraciones de CA 15.3 preoperatorias se asocian a evolución adversa de la enfermedad.

También puede estar elevado en cáncer de ovario, pulmón y próstata, y en el caso de enfermedades benignas de la mama o del ovario, hepatitis, embarazo y lactancia. En la actualidad, la aplicación clínica más importante se encuentra en la monitorización de la terapia en pacientes con enfermedad avanzada, junto con las pruebas diagnósticas necesarias y en la detección precoz de recidivas. Hay que tener precaución en la interpretación de la elevación del marcador durante las primeras 4 a 6 semanas del inicio del tratamiento, ya que pueden producirse elevaciones paradójicas, lo que implica una buena respuesta. CA-15-3Marcador tumoral de: Cáncer de seno

Propósito: evaluar la eficacia del tratamiento y determinar si hay recidiva. Se usa para: 1.Vigilar el tratamiento en mujeres con cáncer de seno avanzado Muestra para el análisis: Sangre El CA 15-3 se mide en unidades por mililitro (U/mL). Un análisis normal debería ser igual o inferior a 30 U/mL. Es importante saber que tener un análisis de sangre CA 15-3 positivo no significa que usted tenga cáncer de seno ni que su cáncer de seno haya regresado. Hay otras afecciones que pueden hacer que el CA 15-3 esté presente en su sangre. Hay afecciones no cancerosas de los senos, los ovarios y el hígado que pueden hacer que el marcador CA 15-3 suba. Son muchos los factores que pueden afectar los resultados del análisis, por eso, estos resultados se evalúan tomando en cuenta otra información clínica. Por lo general, los valores en aumento pueden indicar un avance o una recurrencia de la enfermedad, mientras que los valores en descenso. Township LineRoad. (2017).

5.4.4 ALFA FETO PROTEÍNA

Es una glucoproteína oncofetal homóloga a la albúmina, que en condiciones normales se sintetiza en el saco vitelino, hígado fetal y líquido amniótico. Los niveles normales varían según los laboratorios, pero en general pueden considerarse normales valores de hasta 10 ng/ml. La AFP está elevada en el 80 % de los tumores germinales no seminomatosos y se relaciona con la diferenciación a tejido del seno endodérmico o carcinoma embrionario. La elevación de este marcador excluye el diagnóstico de tumor germinal seminoma puro, salvo que exista componente mixto.

La AFP muestra valores muy elevados en casi un 60% de los pacientes con cáncer primitivo de hígado. También pueden encontrarse valores elevados de forma más moderada en situaciones no tumorales, como el embarazo, enfermedades hepáticas (hepatitis, cirrosis, abscesos), así como en otras neoplasias, como las metástasis hepáticas, adenocarcinoma de pulmón, estómago, páncreas, riñón e hígado.

Si los resultados muestran niveles altos de AFP, pueden confirmar un diagnóstico de cáncer de hígado, ovario o testículo. A veces, los niveles altos de AFP pueden ser un signo de otros cánceres, como enfermedad de Hodgkin y linfoma, o de enfermedades no cancerosas del hígado. Si está recibiendo tratamiento de cáncer de ovario, tal vez le hagan varias pruebas durante el tratamiento. Después de varias pruebas, los resultados pueden mostrar que: •Sus niveles de AFP están aumentando: Esto puede significar que el cáncer se está diseminando o que el tratamiento no está dando resultado •Sus niveles de AFP están disminuyendo: Esto puede significar que el tratamiento está dando resultado •Sus niveles de AFP no han aumentado ni disminuido: Esto puede significar que su enfermedad está estable •Sus niveles de AFP disminuyeron, pero luego aumentaron: Esto puede significar que su cáncer ha reaparecido después del tratamiento Francisco Antonio Flores. (20 de febrero de 2020).

5.4.5 Antígeno carcinoembrionario (ACE)

Es una glucoproteína oncofetal asociada a tumores del tracto gastrointestinal, que se encuentra elevada frecuentemente en el cáncer colorrectal (CCR). Su aclaramiento se realiza por vía hepática, por lo cual suele estar aumentado en casos de metástasis en este órgano. Se consideran valores normales por debajo de 2,5 ng/ml en no fumadores y por debajo de 5 ng/ml en fumadores.

El grado de elevación del CEA parece correlacionarse con el estadio deltumor, de tal forma que valores superiores a 20 ng/dl son indicativos de enfermedad avanzada. Se recomienda que se determine el CEA cada 2 o3 meses durante al menos los 2primeros años tras el diagnóstico de CCR en estadio II o III. Se recomienda la determinación del CEA antes de la intervención quirúrgica y cada 2 o 3 meses en el seguimiento de una intervención con intención radical. Otros tumores que elevan este marcador son los melanomas, linfomas, cáncer de mama, pulmón, páncreas, estómago, cérvix, vejiga, riñón, tiroides, hígado y ovario.

•El rango normal es de 0 a 2.5 ng/mL (de 0 a 2.5 µg/L).

•En los fumadores, los valores se pueden considerar normales (de 0 a 5 ng/mL, o de 0 a 5 µg/L) El aumento del nivel de ACE también puede deberse a:

Problemas del hígado y la vesícula biliar, como la cicatrización del hígado (cirrosis) o inflamación de la vesícula biliar (colecistitis)

•Tabaquismo excesivo

•Enfermedades intestinales inflamatorias (como colitis ulcerativa diverticulitis)

•Infección pulmonar

•Inflamación del páncreas (pancreatitis)

•Úlcera gástrica riesgos asociados con la extracción de sangre son leves, pero pueden incluir:

•Sangrado excesivo (raro)

•Desmayo o sensación de mareo

•Varias punciones para localizar las venas

•Hematoma (acumulación de sangre debajo de la piel)

•Infección (un riesgo leve en cualquier momento que se presente ruptura de la piel) Eva de la paz. (23 de noviembre de 2019).

5.4.6 Enolasa neuronal específica (NSE)

La NSE es una isoenzima glicolítica neuroespecífica de la enolasa. Se emplea en tumores de origen neuroectodérmico, tales como los carcinomas de pulmón indiferenciados de células pequeñas, los tumores carcinoides intestinales o los neuroblastomas. Los valores normales están por debajo de 14 ng/ml. Las muestras de sangre hemolizadas pueden dar falsos positivos puesto que los hematíes son ricos en enolasa. Aunque la NSE es un factor pronóstico en este tipo de tumores, su principal aplicación está en valorar la respuesta a quimioterapia en pacientes con carcinoma de pulmón indiferenciado de células pequeñas.

5.4.7 Antígeno a carcinoma de células escamosas (SCC)

El antígeno SCC pertenece a la familia de inhibidores de la serinproteasas. En adultos los valores normales se sitúan por debajo de 2,5 ng/ml. Puede estar aumentado en enfermedades ginecológicas benignas (cérvix, vagina y vulva), en enfermedades dermatológicas y en casi el 60 % de pacientes con insuficiencia renal. Se puede emplear como marcador en pacientes con neoplasias de estirpe epidermoide, principalmente de pulmón y cérvix, y en menor medida de localización urogenital, cutánea o esofágica.Ignacio Hermida(febrero de 2016)

5.4.8 receptor del factor de crecimiento epidérmicoHER-1 o EGFREs

Es un marcador que identifica a cánceres de pulmón de células pequeñas y a los cánceres de cabeza y cuello, cáncer de colon, cáncer de mama o cáncer de páncreas que son más resistentes a la quimioterapia, pero que pueden responder mejor a un tratamiento específico. Su determinación no se hace sobre un análisis de sangre sino sobre la biopsia del tejido tumoral.Los ligandos que han sido identificados para los receptores ErbB son:

- Para HER1: Factor de crecimiento epidérmico (EGF), Factor de crecimiento tumoral alfa (TGFá),Anfiregulina(AR), Betacelulina (BTC), Epiregulina (EPR), Factor de crecimiento ligado a heparina (HB-EGF).
- Para HER2: No hay ligando conocido.
- Para HER3: Neuregulinas 1 y 2 (NRG1, NRG2).
- Para HER4: Betacelulina (BTC), Epiregulina (EPR), Factor de crecimiento ligado aheparina (HB-EGF),Neuregulinas 3 y 4 (NRG3 y NRG4)Victoria de Girón. (junio del 2010)

BIBLIOGRAFIA

---

1. Thorpe, T. E. (1913). *A Dictionary of Applied Chemistry*. Longmans, Green, and Co. pp. 191-193. Consultado el 4 de junio de 2012.

2. Plimmer, R. H. A. (1912) [1908]. Plimmer, R. H. A.; Hopkins, F. G., ed. *The Chemical Composition of the Proteins*. Monographs on Biochemistry. Part I. Analysis (2nd edición). Londres: Longmans, Green and Co. pp. 93-97. Consultado el 4 de junio de 2012.

3. Broadley KJ (March 2010). «The vascular effects of trace amines and amphetamines». *Pharmacol. Ther.* 125 (3): 363-375. PMID 19948186. doi:10.1016/j.pharmthera.2009.11.005.

4. Lindemann L, Hoener MC (May 2005). «A renaissance in trace amines inspired by a novel GPCR family». *Trends Pharmacol. Sci.* 26 (5): 274-281. PMID 15860375. doi:10.1016/j.tips.2005.03.007.

5. Wang X, Li J, Dong G, Yue J (February 2014). «The endogenous substrates of brain CYP2D». *Eur. J. Pharmacol.* 724: 211-218. PMID 24374199. doi:10.1016/j.ejphar.2013.12.025.

6. por MedlinePlus (julio de 2007). «Alcaptonuria». *Enciclopedia médica en español*. Consultado el 11 de julio de 2008.

7. Guber HA, Farag AF. Evaluation of endocrine function. In: McPherson RA, Pincus MR, eds. Henry's Clinical Diagnosis and Management by Laboratory Methods. 23rd ed. St Louis, MO: Elsevier; 2017:chap 24.

8. Kiefer J, Mythen M, Roizen MF, Fleisher LA. Anesthetic implications of concurrent diseases. In: Gropper MA, ed. Miller's Anesthesia. 9th ed. Philadelphia, PA: Elsevier; 2020:chap 32.

9. Salvatore D, Cohen R, Kopp PA, Larsen PR. Thyroid pathophysiology and diagnostic evaluation. In: Melmed S, Auchus RJ, Goldfine AB, Koenig RJ, Rosen CJ, eds. Williams Textbook of Endocrinology. 14th ed. Philadelphia, PA: Elsevier; 2020:chap 11

10. American Thyroid Association [Internet]. Falls Church (VA): American Thyroid Association; c2019. Thyroid Function Tests; [cited 2019 Sep 29]; [about 2 screens]. Available from: https://www.thyroid.org/thyroid-function-tests.

11. Empower [Internet]. Jacksonville (FL): American Association of Clinical Endocrinologists; The Thyroid and Pregnancy; [cited 2019 Sep 29]; [about 3 screens]. Available from: https://www.empoweryourhealth.org/endocrine-conditions/thyroid/about_thyroid_and_pregnancy.

12. Lab Tests Online [Internet]. Washington D.C.: American Association for Clinical Chemistry; c2001–2019. T3 (Free and Total); [updated 2019 Sep 20; cited 2019 Sep 29]; [about 2 screens]. Available from: https://labtestsonline.org/tests/t3-free-and-total.

13. National Heart, Lung, and Blood Institute [Internet]. Bethesda (MD): U.S. Department of Health and Human Services; Blood Tests; [cited 2019 Sep 29]; [about 3 screens]. Available from: https://www.nhlbi.nih.gov/health-topics/blood-tests

14. American Thyroid Association [Internet]. Falls Church (VA): American Thyroid Association; c2017. Thyroid Disease and Pregnancy; [cited 2017 Mar 15]; [about 2 screens]. Available from: http://www.thyroid.org/thyroid-disease-pregnancy.

15. Hinkle J, Cheever K. Brunner & Suddarth's Handbook of Laboratory and Diagnostic Tests. 2nd Ed, Kindle. Philadelphia: Wolters Kluwer Health, Lippincott Williams & Wilkins; c2014. Thyroid-Stimulating Hormone, Serum; p. 484.

16. Lab Tests Online [Internet]. Washington D.C.: American Association for Clinical Chemistry; c2001–2017. TSH: The Test; [updated 2014 Oct 15; cited 2017 Mar 15]; [about 4 screens]. Available from: https://labtestsonline.org/understanding/analytes/tsh/tab/test.

17. Merck Manual Consumer Version [Internet]. Kenilworth (NJ): Merck & Co Inc.; c2017. Overview of the Thyroid Gland; [cited 2017 Mar 15]; [about 2 screens]. Available from: https://www.merckmanuals.com/home/hormonal-and-metabolic-disorders/thyroid-gland-disorders/overview-of-the-thyroid-gland.

18. Merck Manual Professional Version [Internet]. Kenilworth (NJ): Merck & Co. Inc.; c2017. Overview of Thyroid Gall Function; [updated 2016 Jul; cited

2017 Mar 15]; [about 3 screens]. Available from:
https://www.merckmanuals.com/professional/endocrine-and-metabolic-
disorders/thyroid-disorders/overview-of-thyroid-function.

19. National Heart, Lung, and Blood Institute [Internet]. Bethesda (MD): U.S.
Department of Health and Human Services; What Are the Risks of Blood
Tests? [updated 2012 Jan 6; cited 2017 Mar 15]; [about 5 screens].
Available from: https://www.nhlbi.nih.gov/health/health-
topics/topics/bdt/risks.

20. National Heart, Lung, and Blood Institute [Internet]. Bethesda (MD): U.S.
Department of Health and Human Services; What To Expect with Blood
Tests; [updated 2012 Jan 6; cited 2017 Mar 15]; [about 4 screens].
Available from: https://www.nhlbi.nih.gov/health/health-topics/topics/bdt/with

21. FDA: US Food and Drug Administration [Internet]. Silver Spring (MD): U.S.
Department of Health and Human Services; Ovulation (Urine Test); [cited
2019 Aug 11]; [about 5 screens]. Available
from: https://www.fda.gov/medical-devices/home-use-tests/ovulation-urine-
test.

22. Hormone Health Network [Internet]. Endocrine Society; c2019. Delayed
Puberty; [updated 2019 May; cited 2019 Aug 11]; [about 2 screens].
Available from: https://www.hormone.org/diseases-and-
conditions/puberty/delayed-puberty.

23. Hormone Health Network [Internet]. Endocrine Society; c2019. LH:
Luteinizing Hormone; [updated 2018 Nov; cited 2019 Aug 11]; [about 3

screens]. Available from: https://www.hormone.org/your-health-and-hormones/glands-and-hormones-a-to-z/hormones/luteinizing-hormone.

24. Hormone Health Network [Internet]. Endocrine Society; c2019. Pituitary Gland; [updated 2019 Jan; cited 2019 Aug 11]; [about 3 screens]. Available from: https://www.hormone.org/your-health-and-hormones/glands-and-hormones-a-to-z/glands/pituitary-gland.

25. Kids Health from Nemours [Internet]. Jacksonville (FL): The Nemours Foundation; c1995–2019. Blood Test: Luteinizing Hormone (LH); [cited 2019 Aug 11]; [about 2 screens]. Available from: https://kidshealth.org/en/parents/blood-test-lh.html.

26. Kids Health from Nemours [Internet]. Jacksonville (FL): The Nemours Foundation; c1995–2019. Precocious Puberty; [cited 2019 Aug 11]; [about 2 screens]. Available from: https://kidshealth.org/en/parents/precocious.html.

27. Lab Tests Online [Internet]. Washington D.C.; American Association for Clinical Chemistry; c2001–2019. Infertility; [updated 2017 Nov 27; cited 2019 Aug 11]; [about 2 screens]. Available from: https://labtestsonline.org/conditions/infertility.

28. Lab Tests Online [Internet]. Washington D.C.; American Association for Clinical Chemistry; c2001–2019. Luteinizing Hormone (LH); [updated 2019 Jun 5; cited 2019 Aug 11]; [about 2 screens]. Available from: https://labtestsonline.org/tests/luteinizing-hormone-lh.

29. Lab Tests Online [Internet]. Washington D.C.; American Association for Clinical Chemistry; c2001–2019. Menopause; [updated 2018 Dec 17; cited 2019 Aug 11]; [about 2 screens]. Available from: https://labtestsonline.org/conditions/menopause.

30. Lab Tests Online [Internet]. Washington D.C.; American Association for Clinical Chemistry; c2001–2019. Polycystic Ovary Syndrome (PCOS); [updated 2019 Jul 29; cited 2019 Aug 11]; [about 2 screens]. Available from: https://labtestsonline.org/conditions/polycystic-ovary-syndrome.

31. Lab Tests Online [Internet]. Washington D.C.; American Association for Clinical Chemistry; c2001–2019. Turner Syndrome; [updated 2017 Jul 10; cited 2019 Aug 11]; [about 3 screens]. Available from: https://labtestsonline.org/glossary/turner.

32. Mayo Clinic: Mayo Medical Laboratories [Internet]. Mayo Foundation for Medical Education and Research; c1995–2019. Test ID: LH: Luteinizing Hormone (LH), Serum; [cited 2019 Aug 11]; [about 2 screens]. Available from: https://www.mayocliniclabs.com/test-catalog/Clinical+and+Interpretive/602752.

33. National Heart, Lung, and Blood Institute [Internet]. Bethesda (MD): U.S. Department of Health and Human Services; Blood Tests; [cited 2019 Aug

11]; [about 3 screens]. Available from: https://www.nhlbi.nih.gov/health-topics/blood-tests.

34. OWH: Office on Women's Health [Internet]. Washington D.C. :U.S. Department of Health and Human Services; Menopause Basics; [updated 2019 Mar 18; cited 2019 Aug 14]; [about 2 screens]. Available from: https://www.womenshealth.gov/menopause/menopause-basics#4.

35. UF Health: University of Florida Health [Internet]. Gainesville (FL): University of Florida Health; c2019. Klinefelter syndrome; [updated 2019 Aug 14; cited 2019 Aug 14]; [about 2 screens]. Available from: https://ufhealth.org/klinefelter-syndrome.

36. UF Health: University of Florida Health [Internet]. Gainesville (FL): University of Florida Health; c2019. Luteinizing hormone (LH) blood test: Overview; [updated 2019 Aug 10; cited 2019 Aug 11]; [about 2 screens]. Available from: https://ufhealth.org/luteinizing-hormone-lh-blood-test.

37. UF Health: University of Florida Health [Internet]. Gainesville (FL): University of Florida Health; c2019. Turner syndrome; [updated 2019 Aug 14; cited 2019 Aug 14]; [about 2 screens]. Available from: https://ufhealth.org/turner-syndrome.

38. University of Rochester Medical Center [Internet]. Rochester (NY): University of Rochester Medical Center; c2019. Health Encyclopedia: Luteinizing Hormone (Blood); [cited 2019 Aug11]; [about 2 screens]. Available from: https://www.urmc.rochester.edu/encyclopedia/content.aspx?ContentTypeID=167&ContentID=luteinizing_hormone_blood.

39. UW Health [Internet]. Madison (WI): University of Wisconsin Hospitals and Clinics Authority; c2019. Health Information: Luteinizing Hormone: How It Is

Done; [updated 2018 May 14; cited 2019 Aug 11]; [about 5 screens].
Available
from: https://www.uwhealth.org/health/topic/medicaltest/luteinizing-
hormone/hw8017.html#hw8039.'

40. UW Health [Internet]. Madison (WI): University of Wisconsin Hospitals and
Clinics Authority; c2019. Health Information: Luteinizing Hormone: Results;
[updated 2018 May 14; cited 2019 Aug 11]; [about 8 screens].

41. UW Health [Internet]. Madison (WI): University of Wisconsin Hospitals and
Clinics Authority; c2019. Health Information: Luteinizing Hormone: Test
Overview; [updated 2018 May 14; cited 2019 Aug 11]; [about 2 screens].
Available.

42. UW Health [Internet]. Madison (WI): University of Wisconsin Hospitals and
Clinics Authority; c2019. Health Information: Luteinizing Hormone: Why It Is
Done; [updated 2018 May 14; cited 2019 Aug 11]; [about 3 screens].
Available.

43. Allina Health [Internet]. Allina Health; c2017. How to Collect a Saliva
Sample for a Cortisol Test [cited 2017 Jul 10]; [about 4 screens]. Available
from: https://www.allinahealth.org/Medical-Services/SalivaryCortisol15014.

44. Hinkle J, Cheever K. Brunner & Suddarth's Handbook of Laboratory and
Diagnostic Tests. 2nd Ed, Kindle. Philadelphia: Wolters Kluwer Health,
Lippincott Williams & Wilkins; c2014. Cortisol, Plasma and Urine; 189–90 p.

45. Hopkins Medicine [Internet]. Johns Hopkins Medicine; Health Library:
Adrenal Glands [cited 2017 Jul 10]; [about 3 screens]. Available from:
http://www.hopkinsmedicine.org/healthlibrary/conditions/adult/endocrinology
/adrenal_glands_85,p00399.

46. Lab Tests Online [Internet]. American Association for Clinical Chemistry;
c2001–2017. Cortisol: Common Questions [updated 2015 Oct 30; cited

2017 Jul 10]; [about 5 screens]. Available from:
https://labtestsonline.org/understanding/analytes/cortisol/tab/faq.

47. Lab Tests Online [Internet]. American Association for Clinical Chemistry;
c2001–2017. Cortisol: The Test [updated 2015 Oct 30; cited 2017 Jul 10];
[about 4 screens]. Available from:
https://labtestsonline.org/understanding/analytes/cortisol/tab/test.

48. Lab Tests Online [Internet]. American Association for Clinical Chemistry;
c2001–2017. Cortisol: The Test Sample [updated 2015 Oct 30; cited 2017
Jul 10]; [about 3 screens]. Available from:
https://labtestsonline.org/understanding/analytes/cortisol/tab/test

49. Lab Tests Online [Internet]. American Association for Clinical Chemistry;
c2001–2017. Glossary: 24-Hour Urine Sample [cited 2017 Jul 10]; [about 3
screens]. Available from: https://labtestsonline.org/glossary/urine-24.

50. Merck Manual Consumer Version [Internet]. Kenilworth (NJ): Merck & Co.
Inc.; c2017. Cushing Syndrome [cited 2017 Jul 10]; [about 2 screens].
Available from: http://www.merckmanuals.com/home/hormonal-and-
metabolic-disorders/adrenal-gland-disorders/cushing-syndrome#v772569.

51. Merck Manual Consumer Version [Internet]. Kenilworth (NJ): Merck & Co.
Inc.; c2017. Overview of the Adrenal Glands [cited 2017 Jul 10]; [about 2
screens]. Available from: http://www.merckmanuals.com/home/hormonal-
and-metabolic-disorders/adrenal-gland-disorders/overview-of-the-adrenal-
glands.

52. National Heart, Lung, and Blood Institute [Internet]. Bethesda (MD): U.S.
Department of Health and Human Services; What Are the Risks of Blood
Tests? [updated 2012 Jan 6; cited 2017 Jul 10]; [about 6 screens].
Available from: https://www.nhlbi.nih.gov/health-topics/blood-tests#Risk-
Factors

53. National Heart, Lung, and Blood Institute [Internet]. Bethesda (MD): U.S. Department of Health and Human Services; What To Expect with Blood Tests [updated 2012 Jan 6; cited 2017 Jul 10]; [about 5 screens]. Available from: https://www.nhlbi.nih.gov/health-topics/blood-tests.

54. National Institute of Diabetes and Digestive and Kidney Diseases [Internet]. Bethesda (MD): U.S. Department of Health and Human Services; Adrenal Insufficiency & Addison's Disease; 2014 May [cited 2017 Jul 10]; [about 3 screens]. Available from: https://www.niddk.nih.gov/health-information/endocrine-diseases/adrenal-insufficiency-addisons-disease

55. National Institute of Diabetes and Digestive and Kidney Diseases [Internet]. Bethesda (MD): U.S. Department of Health and Human Services; Cushing's Syndrome; 2012 Apr [cited 2017 Jul 10]; [about 3 screens]. Available from: https://www.niddk.nih.gov/health-information/endocrine-diseases/cushings-syndrome.

56. University of Rochester Medical Center [Internet]. Rochester (NY): University of Rochester Medical Center; c2017. Health Encyclopedia: Cortisol (Blood) [cited 2017 Jul 10]; [about 2 screens]. Available from: https://www.urmc.rochester.edu/encyclopedia/content.aspx?contenttypeid=167&contentid;=cortisol_serum.

57. University of Rochester Medical Center [Internet]. Rochester (NY): University of Rochester Medical Center; c2017. Health Encyclopedia: Cortisol (Urine) [cited 2017 Jul 10]; [about 2 screens]. Available from: https://www.urmc.rochester.edu/encyclopedia/content.aspx?contenttypeid=167&contentid;=cortisol_urine

58. UW Health [Internet]. Madison (WI): University of Wisconsin Hospitals and Clinics Authority; c2017. Health Information: Metabolism [updated 2016 Oct 13; cited 2017 Jul 10]; [about 5 screens]. Available from: https://www.uwhealth.org/health/topic/definition/metabolism/stm159337.html#stm159337-sec

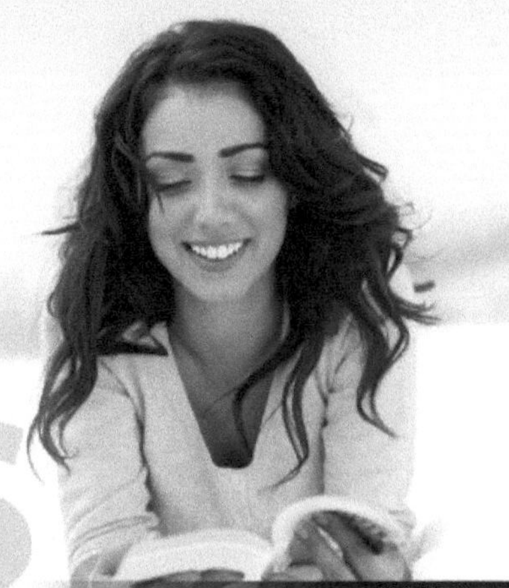

Buy your books fast and straightforward online - at one of world's fastest growing online book stores! Environmentally sound due to Print-on-Demand technologies.

Buy your books online at
www.morebooks.shop

¡Compre sus libros rápido y directo en internet, en una de las librerías en línea con mayor crecimiento en el mundo! Producción que protege el medio ambiente a través de las tecnologías de impresión bajo demanda.

Compre sus libros online en
www.morebooks.shop

KS OmniScriptum Publishing
Brivibas gatve 197
LV-1039 Riga, Latvia
Telefax: +371 686 204 55

info@omniscriptum.com
www.omniscriptum.com

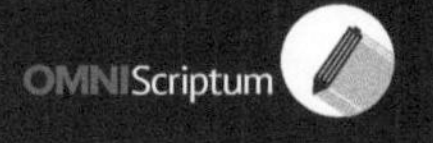

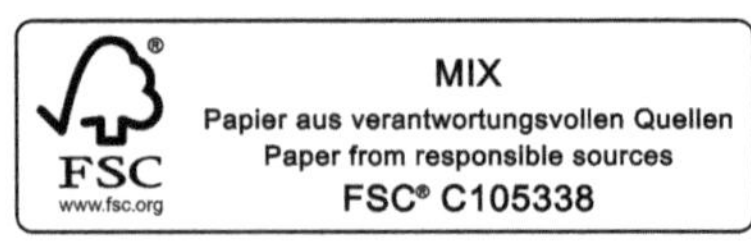